Marcus Mery

Lehrbuch 4

Prüfungsvorbereitung

Heilpraktiker Psychotherapie

Affektive Störungen und Schizophrenie

D1727057

Marcus Mery

Lehrbuch 4

Prüfungsvorbereitung

Heilpraktiker Psychotherapie

Affektive Störungen und Schizophrenie

heilpraktiker
psychotherapie

Marcus Mery
Lehrbuch 4
Prüfungsvorbereitung
Heilpraktiker Psychotherapie
Affektive Störungen und
Schizophrene Psychosen

2. überarbeitete und erweiterte Auflage

Herausgeber: Verlag Heilpraktiker Psychotherapie, Marcus Mery, Offenbach, 2007.

Umschlaggestaltung: bitpublishing,
Schwalbach

Bildnachweis: Archiv des Verlages
Illustrationen: Renate Robu
Grafiken: bitpublishing

*Bibliografische Information der Deutschen
Bibliothek –*
Die Deutsche Bibliothek verzeichnet diese
Publikation in der Deutschen Nationalbiblio-
grafie; detaillierte bibliografische Daten sind
im Internet über http://dnb.ddb.de abrufbar.

Gedruckt auf chlorfrei gebleichtem Papier

© 2007 Verlag Heilpraktiker Psychotherapie
Lübecker Straße 4, 63073 Offenbach
Printed in Germany

Satz: bitpublishing, Schwalbach
Druck: Verlag Heilpraktiker Psychotherapie,
Offenbach

ISBN 978-3-939156-40-6

0204 - HP 4 – 8k18

Inhaltsverzeichnis

Vorwort

Diese Lehrbuchreihe wendet sich an Personen, die sich auf die Heilpraktiker-prüfung Psychotherapie vorbereiten möchten.

Sie bietet eine Zusammenfassung des für die Heilpraktiker/Psychothera-pieprüfung geforderten medizinischen Wissens.

Viele Heilpraktikeranwärter-Psychotherapie unterschätzen das Lernpensum oder verfehlen den Lernstoff, der zur Prüfungsvorbereitung zu leisten ist, was sich an den hohen Durchfallquoten zeigt. Die Durchfallquoten sind sicherlich auch wegen der immer schwereren Amtsarztprüfung gestiegen. Doch ist dies ein zusätzlicher Grund, sich die Freiräume für das Lernen zu nehmen, die Sie benötigen. Vor allem sollte man nicht versuchen, sein Gewissen durch Anschaf-fung von teuren Büchern als Ersatz für das Lernen zu beruhigen.

Im Anschluss an die 6 Bände empfehlen wir Ihnen eine gezielte Vorbereitung auf die schriftliche Prüfung mit Prüfungsfragen der letzten Jahre, wie sie am Ende jedes Lehrbuches zu finden sind. Weitere Prüfungsfragen finden Sie auf unserer Homepage unter www.heilpraktiker-psychotherapie.de, in unserer Fra-gensammlung „Fragenkomplex" oder in dem „Prüfungsleitfaden Heilpraktiker Psychotherapie".

Um Missverständnissen vorzubeugen, möchten wir darauf hinweisen, dass dieses Lehrbuch keine Ausbildung in Psychotherapie ersetzt.

Viel Erfolg bei der Prüfung wünscht

Ihr VHP-Team

Kontakt

Verlag Heilpraktiker Psychotherapie
Lübecker Straße 4
63073 Offenbach
Telefon 069-60 60 99 72
Telefax 069-43 05 86 02
E-Mail: kontakt@heilpraktiker-psychotherapie.de
Internet: www.heilpraktiker-psychotherapie.de

Einführung

Einführung

Die Infos zur rechtlichen Situation

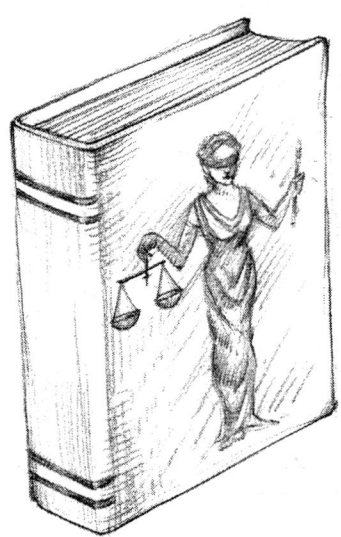

Nach dem **Heilpraktikergesetz** müssen alle, die in eigener Praxis berufs- oder gewerbsmäßig die Heilkunde (Erkennen, Heilen und Lindern von Leiden) ausüben, eine **staatliche Heilerlaubnis** haben (auch wenn sie im Dienst von anderen ausgeübt wird). Dies gilt auch für den Bereich der **Psychotherapie**. Die Ausübung von Psychotherapie ist jede Tätigkeit zur **Feststellung, Heilung oder Linderung von psychischen Störungen mit Krankheitswert**, bei denen **Psychotherapie indiziert** ist und die **somatisch abgeklärt** sind. Zur Psychotherapie zählt es **nicht**, wenn lediglich Informationen über psychotherapeutische Verfahren (Beratung) oder nur Hilfen zur besseren Lebensbewältigung oder zur Überwindung sozialer Konfliktlagen gegeben werden (obwohl dies umgekehrt Bestandteil der Psychotherapie sein kann). Sonst müssten auch Sozialarbeiter oder Schulpsychologen eine Zulassung zur Ausübung heilkundlicher Psychotherapie haben.

Wer glaubhaft versichert, sich in seiner Heiltätigkeit ausschließlich auf den Bereich Psychotherapie zu beschränken, kann in den meisten Bundesländern eine **eingeschränkte Heilerlaubnis** (umgangssprachlich als "kleiner Heilpraktiker" bezeichnet) beantragen. Ausgenommen sind zurzeit die Bundesländer **Schleswig-Holstein, Bremen und Sachsen-Anhalt**, die sich auf den etwas fragwürdigen Standpunkt stellen, dass seit der Einführung des **Psychotherapeutengesetzes** die eingeschränkte Heilerlaubnis überflüssig geworden sei, und diese deswegen nicht mehr vergeben. Folgt man dieser Argumentation, könnte man eigentlich auch den Heilpraktiker generell abschaffen, mit der Begründung, dass es Ärzte gibt! Die Mehrzahl der Bundesländer scheint jedenfalls anderer Meinung zu sein und hat sich daher entschlossen, trotz Psychotherapeutengesetz weiterhin die auf das Gebiet der Psychotherapie eingeschränkte Heilerlaubnis nach dem Heilpraktikergesetz zu vergeben.[1]

Um die eingeschränkte Heilerlaubnis zu erlangen, muss (ähnlich wie die entsprechende Heilerlaubnis für Heilpraktiker) ein Antrag beim zuständigen Gesundheitsamt gestellt werden; meistens (wenn nicht die "Aktenlage" erkennen lässt, dass Sie bereits ausreichende Vorkenntnisse haben) wird auch eine Eignungsprüfung durchgeführt.

---

[1] Weitere Informationen finden Sie im Internet auf den Seiten der Deutschen Gesellschaft für Verhaltenstherapie sowie beim Verband Freier Psychotherapeuten und Psychologischer Berater e.V.

Benötigte Unterlagen und Voraussetzungen

Über die benötigten Unterlagen kann Ihnen am genauesten Ihr örtlich zuständiges Gesundheitsamt Auskunft geben. Dieses ist meist nicht das Gesundheitsamt des Wohnortes, sondern ein Gesundheitsamt, welches zentral für Ihren Regierungsbezirk die Aufgabe der eingeschränkten Heilpraktikerüberprüfung übernommen hat (z.B. Regierungsbezirk Nordbaden: Gesundheitsamt Landkreis Karlsruhe). Die Mitarbeiter des Gesundheitsamtes in Ihrem Wohnort können Ihnen aber auf jeden Fall mitteilen, welches Amt in diesem Fall für Sie zuständig ist. Das notwendige Mindestalter als Heilpraktiker/in (Psychotherapie) beträgt 25 Jahre. In der Regel[2] werden folgende Unterlagen verlangt:

kurzer Lebenslauf

Kopie des Personalausweises

Abschlusszeugnis einer Schule (mindestens Hauptschulabschluss) als amtlich beglaubigte Kopie

Polizeiliches Führungszeugnis (nicht älter als drei Monate). Einschlägige Vorstrafen können zur Nichtzulassung führen

Ein ärztliches Zeugnis, das nicht älter als drei Monate sein darf, wonach keine Anhaltspunkte dafür vorliegen, dass Sie in Folge eines körperlichen Leidens oder wegen Schwäche Ihrer geistigen oder körperlichen Kräfte oder wegen einer Sucht nicht über die für die Berufsausübung erforderliche Eignung verfügen.

Bescheinigungen und Nachweise über bisherige psychotherapeutische Aus- und Weiterbildungen. In verschiedenen Bundesländern (z.B. Hessen) wird Ihnen ein Teil oder sogar die gesamte Überprüfung erlassen, wenn die "Aktenlage" zeigt, dass Sie bereits über das benötigte Fachwissen verfügen

Übrigens: Mit dem Antrag, den Prüfungen und den anfallenden amtlichen Bescheiden für die „Erteilung der auf das Gebiet der Psychotherapie beschränkten Erlaubnis zur Ausübung der Heilkunde" sind Gebühren im Umfang von mehreren hundert Euro verbunden.

Allgemeines

Die Prüfung zum Heilpraktiker (Psychotherapie) besteht in den meisten Bundesländern (z.B. Bayern, Baden-Württemberg, Hessen) aus zwei Teilen:

Der erste Teil ist ein schriftlicher Test, bestehend aus (zurzeit) 28 Multiple-Choice-Fragen, von denen mindestens 75 % innerhalb von 56 Minuten richtig beantwortet werden müssen.

---

[2] nach einem Informationsblatt des Landratsamtes Karlsruhe, Stand Juli 2002. Wenden Sie sich an Ihr örtlich zuständiges Gesundheitsamt, um sich die aktuellsten Informationen über Voraussetzungen, Inhalte und Termine der Prüfung zukommen zu lassen. Die Adresse des Gesundheitsamtes finden Sie im Telefonbuch oder unter www.heilpraktiker-fragen.de

Der zweite Teil der Prüfung ist eine mündliche Einzelprüfung, die etwa 30-45 Minuten dauert. Üblicherweise findet die schriftliche Prüfung am dritten Mittwoch im März und am zweiten Mittwoch im Oktober statt (Bayern, Baden-Württemberg).

Die Überprüfung ist kein Test der fachlichen Qualifikation, sondern dient nur der Beurteilung, ob „die antragstellende Person so viele heilkundliche Kenntnisse und Fähigkeiten besitzt, dass die Ausübung der Heilkunde durch sie nicht zu einer Gefahr für die Volksgesundheit wird"[3].

Allerdings werden oft Nachweise über Ihre **psychotherapeutische Ausbildung** verlangt (s.o.), die Sie **vor der Prüfung** bereits gemacht haben sollten.

Berufsbezeichnung

Die Frage der Berufsbezeichnung für Personen, welche die auf das Gebiet der Psychotherapie beschränkte Erlaubnis zur Ausübung der Heilkunde haben, ist nicht offiziell geregelt. Wichtig ist aber, welche Berufsbezeichnungen man mit dieser Erlaubnis nicht führen darf:

1.   **Heilpraktiker/in**
2.   **Psychotherapeut/in**

Beide Titel sind rechtlich geschützt. Heilpraktiker/in darf sich nur nennen, wer die uneingeschränkte Zulassung als Heilpraktiker besitzt. Psychotherapeut/in darf sich wiederum nur nennen, wer eine Approbation nach dem Psychotherapeutengesetz hat, im wesentlichen also entsprechend weitergebildete Ärztinnen und Ärzte bzw. Dipl.-Psychologinnen und Dipl.-Psychologen.

Wie man sieht, ist die rechtliche Lage hinsichtlich der Berufsbezeichnung etwas verzwickt. Einerseits darf man sich nicht Heilpraktiker nennen, obwohl man eine (eingeschränkte) Erlaubnis nach dem Heilpraktikergesetz zur Ausübung der Heilkunde besitzt. Andererseits darf man sich nicht Psychotherapeut nennen, obwohl man Psychotherapie anbietet. Folgende Berufsbezeichnungen sind aber nach den Angaben der Deutschen Gesellschaft für Verhaltenstherapie möglich:

Psychotherapie (nach dem Heilpraktikergesetz)
Praxis für Psychotherapie (nach dem Heilpraktikergesetz)
Heilpraktiker (beschränkt auf das Gebiet der Psychotherapie)
Heilpraktiker (Psychotherapie)

Wichtig ist, dass aus der Berufsbezeichnung deutlich wird, dass man weder Psychotherapeutin bzw. Psychotherapeut noch Heilpraktikerin bzw. Heilpraktiker ist. Im Zweifelsfall sollte man sich an das örtliche Gesundheitsamt wenden.

---

[3]   nach Informationen des Regierungspräsidiums Kassel, Stand Mai 2003, http://www.rp-kassel.de/abt6/dez62/rl-heilpraktiker.htm

In diesem Skript wird im Folgenden der Einfachheit halber die Bezeichnung Heilpraktikerin/Heilpraktiker (Psychotherapie) verwandt.

Inhalte der schriftlichen Prüfung

Zunächst sollten Sie sich über die Inhalte der Prüfung klar werden. Die amtlichen Hinweise[4] (im Folgenden *kursiv* hervorgehoben) geben dafür den Rahmen:

1. Diagnostik und Behandlung psychischer Störungen sowie körperlicher Krankheitsbilder, die psychische Symptome hervorrufen können.

Die offizielle Auflistung und Definition psychischer Störungen findet sich im Kapitel F der internationalen Klassifikation der Krankheiten (ICD-10). Danach werden diese aufgeteilt in:

F0. Organische einschließlich symptomatischer psychischer Störungen
F1. Psychische und Verhaltensstörungen durch psychotrope Substanzen
F2. Schizophrenie, schizotype und wahnhafte Störungen
F3. Affektive Störungen
F4. Neurotische, Belastungs- und somatoforme Störungen
F5. Verhaltensauffälligkeiten mit körperlichen Störungen und Faktoren
F6. Persönlichkeits- und Verhaltensstörungen
F7. Intelligenzminderung
F8. Entwicklungsstörungen
F9. Verhaltens- und emotionale Störungen mit Beginn im Kindes- und Jugendalter

Zu den Kenntnissen über diese Störungen, die Sie haben sollten, zählen **Definition**, **Symptome**, **Ätiologie** (Entstehungsursachen), **Epidemiologie** (Auftretenshäufigkeit), **Verlauf**, **Therapie** sowie **Unterformen** der einzelnen Krankheiten. Natürlich müssen Sie alle Krankheiten kennen. Einen Schwerpunkt bei den Prüfungsfragen bilden allerdings diejenigen Gruppen, die den Hauptteil der Patienten in der Psychiatrie darstellen: Schizophrene, Alkoholiker und Suchtkranke, Depressive und Manisch-Depressive, also vor allem die Gruppen F1-F3. Diese sollten Sie wirklich sehr gut können. Sehr wichtig ist außerdem die Fähigkeit, organisch bedingte psychische Erkrankungen, welche eine ärztliche Behandlung erfordern, erkennen zu können. Dazu gehören insbesondere Kenntnisse über die Gruppe F0.

2. Psychopathologie

Sie sollten sich mit den Erscheinungsformen gestörten psychischen Erlebens und Verhaltens auskennen: dazu gehören Bewusstseinsstörungen, Störungen kognitiver Funktionen (wie Aufmerksamkeit, Gedächtnis, Orientierung, Auffassung und Denken), Wahn, Zwangssymptome, Sinnestäuschungen und Wahr-

---

[4] nach dem Informationsblatt des Landratsamtes Karlsruhe, Stand Juli 2002.

nehmungsstörungen, Ich-Störungen, Störungen der Affektivität, Angst, Kontakt-störungen sowie Antriebsstörungen und Störungen der Psychomotorik.

3. **Abgrenzung heilkundlicher Tätigkeit, insbesondere im psychotherapeutischen Bereich gegenüber den heilkundlichen Behandlungen, welche Ärzten und allgemeinen Heilpraktikern vorbehalten sind.**

Sie sollten sich mit der **Rechtsstellung** von Heilpraktikern (eingeschränkt auf das Gebiet der Psychotherapie) auskennen. Dazu gehört vor allem, welche Behandlungen Sie durchführen dürfen und welche Ärzten oder allgemeinen Heilpraktikern vorbehalten sind. Außerdem sollten Sie sich mit den Grundlagen der Gesetze auskennen, die im psychiatrischen Bereich von Bedeutung sind, z.B. Regelungen hinsichtlich der Zwangseinweisung oder verminderter Schuld-fähigkeit infolge psychischer Erkrankung.

4. **Gängige psychotherapeutische Verfahren mit Indikation und Kontraindikation.**

Dazu zählen vor allem:

Psychoanalyse

Verhaltenstherapie bzw. kognitive Verhaltenstherapie

Autogenes Training, Progressive Muskelentspannung, Hypnose

andere, oft störungsspezifische Therapieverfahren

Therapieformen, wie **Einzel-, Paar-, Familien-** oder **Gruppentherapie**

Sie sollten aber auch die Grundzüge der **Somatotherapie** kennen, also der Therapie psychischer Erkrankungen mit Medikamenten, auch wenn Sie keine Medikamente verschreiben dürfen.

5. **Der Bewerber muss die Befähigung besitzen, Klienten entsprechend der Diagnosen psychotherapeutisch zu behandeln.**

Diese Anforderung bezieht sich vor allem auf die mündliche Überprüfung.

Ein weiteres wichtiges Prüfungsthema, welches noch nicht bei den oben aufge-führten Punkten enthalten ist, ist der **Umgang mit suizidgefährdeten Patien-ten**.

Stellen Sie sich die Prüfung bitte **nicht** wie die Führerscheinprüfung vor. Es reicht **nicht aus**, Prüfungsfragen- und Antworten aus diesem Skript auswendig zu lernen! Spätestens in der mündlichen Prüfung werden Sie damit nicht mehr durchkommen. Sie müssen sich schon ein solides Grundwissen der Psychiatrie erarbeiten (auch im Hinblick auf Ihre spätere Verantwortung gegenüber den Patienten).

Viel Erfolg!

Kapitel 1

Affektive Störungen (ICD 10 / F3)

1   Affektive Störungen (ICD 10 / F3)

Bei den affektiven Psychosen (affektive Störungen nach ICD 10) handelt es sich um Erkrankungen mit Störungen der Affektivität, die sich in zwei entgegengesetzte Richtungen äußern können:

- als Manie
- als (zyklothyme) endogene Depression (Melancholie)

Beide verlaufen häufig in Phasen und zeigen vollständige Remissionen (Rückbildung der Krankheitssymptome) und gesunde Intervalle.

Residualzustände (= Überbleibsel der Krankheit) treten nicht oder nur sehr selten auf.

Die Begrifflichkeit der „Affektiven Störungen" ist vielschichtig, synonym werden folgende Begriffe verwendet:

- **Affektive Psychose:** Zyklothymie, manisch-depressive Erkrankung, uni-/bipolare Psychose
- **Depression:** mono-/unipolare Depression, endogene Depression, phasische/periodische Depression, major Depression, depressive Episode, Melancholie
- **Manie:** manische Psychose, endogene Manie
- **Dysthymie:** neurotische Depression, depressive Neurose
- **Zyklothymia:** affektive, zykloide, zyklothyme Persönlichkeitsstörung

„Affectice disorders" und „major depression" sind Ausdrücke des DSM (diagnostisches und statistisches Manual psychischer Störungen, gebräuchlich im angelsächsischen Raum), der Begriff nach ICD 10 (International Classification of Deseases, üblich u.a. in Deutschland) lautet **Affektive Störungen.**

Als affektive Störungen wird eine Gruppe von Erkrankungen bezeichnet, bei der die Störung der Gestimmtheit (Affektivität) gemeinsam mit Störungen des Antriebs und der Psychomotorik im Vordergrund stehen.

Grundsätzlich lassen sich im Verlauf von affektiven Erkrankungen zwei Syndrome unterscheiden, die als einander entgegengesetzte Pole aufgefasst werden:

- das depressive Syndrom
- das manische Syndrom

Eine psychotische Realitätsverzerrung (Wahnwahrnehmungen, Wahnideen, Wahnvorstellungen) kann bei schwerer Krankheitsausprägung auftreten.

Kennzeichen affektiver Psychosen ist eine das Erleben der Wirklichkeit und das Verhalten deutlich beeinflussende und beeinträchtigende Stimmung. Manisch-depressive Psychosen sind den endogenen Psychosen zuzurechnen und von den organischen Psychosen und psychogenen Störungen zu unterscheiden.

Der Begriff Zyklothymie geht auf Kurt Schneider zurück und bezeichnet allgemein den Verlauf depressiver oder manischer Phasen bzw. den Wechsel zwischen beiden.

Gliederung der affektiven Störungen

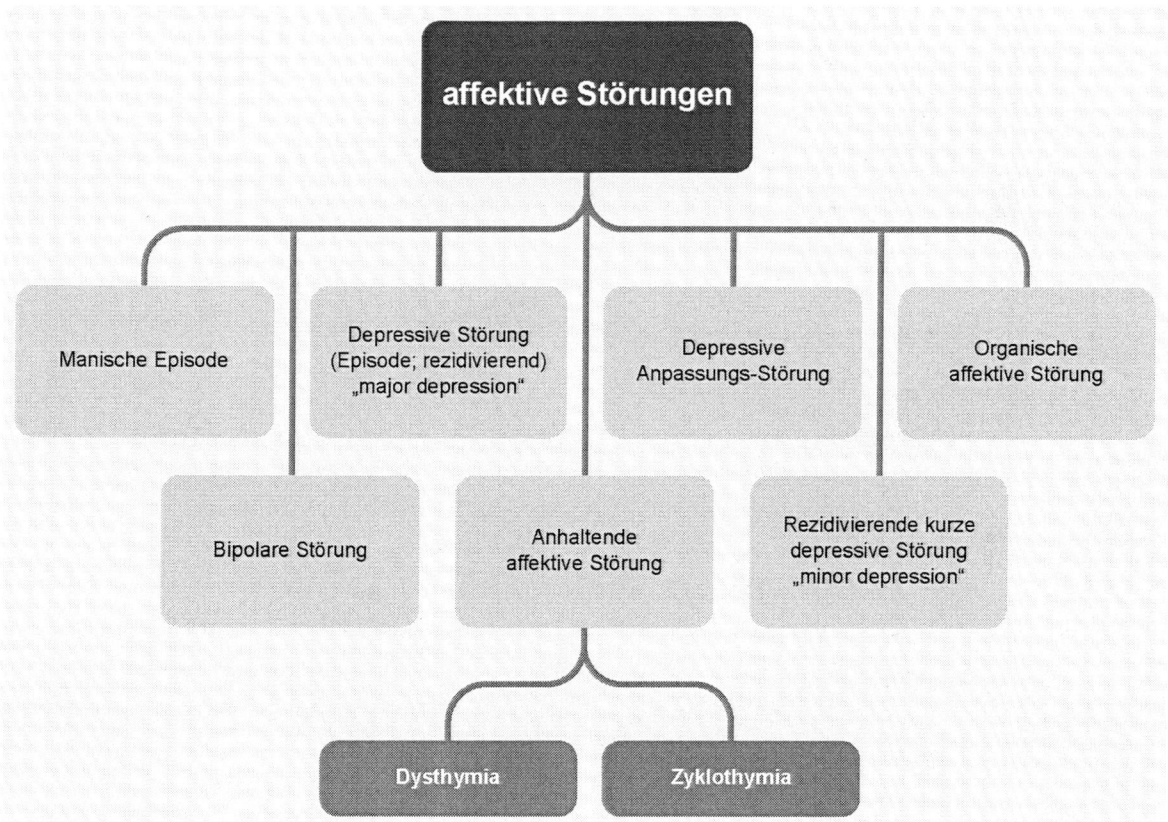

Abbildung 1:   Gliederung der affektiven Störungen

1.1   Manie

Bei der Manie besteht eine gehobene Stimmung oder Erregung mit gehobenen Affekten und gesteigerter Aktivität. In leichten Fällen zeigt sich nur gesteigerte Lebhaftigkeit, in schweren Fällen eine unkontrollierbare Erregung mit Aggression und Gereiztheit. Fatal für den Kranken und seine Angehörigen ist das Fehlen jeder Krankheitseinsicht oder jedes Krankheitsgefühls, was eine Behandlung gegen den Willen des Betroffenen nötig machen kann.

In der Regel bedingt eine Manie Schuldunfähigkeit und fehlende Testierfähigkeit (d.h. der Patient darf z.B. keine Ausgaben bzw. nur bis zu einer bestimmten Höhe Ausgaben tätigen – andere Kaufverträge sind unwirksam). Zum Schutz des Kranken und seiner Angehörigen ist häufig die stationäre Zwangseinweisung (Unterbringung) wegen Selbst- und Fremdgefährdung und Verlust der freien Willensbestimmung notwendig.

Psychischer Befund/Diagnose des Manischen Syndroms

- Aktivität
- Rededrang
- sprunghaftes Denken (Formale Denkstörung)
- Ablenkbarkeit
- Kritikunfähigkeit
- Selbstüberschätzung
- Größenideen
- euphorische Stimmung und Reizbarkeit
- Antrieb deutlich gesteigert
- teilweise ungehemmtes und manieriertes Verhalten
- Schlafdauer vermindert
- das Denken ist ideenflüchtig
- Mangel an Krankheitsgefühl und Einsicht

Epidemiologie

Die Manie beginnt gehäuft zwischen dem 25.-35. Lebensjahr und tritt selten nach dem 45. Lebensjahr als Spät- oder Involutionsmanie auf. Die Erkrankungsdauer während einer Phase beträgt im Durchschnitt vier Monate.

- monopolar-manische Verläufe sind mit 3-5 % selten
- Erstmanifestation 20.-40. Lebensjahr
- eineiige Zwillinge erkranken zu 70 % konkordant, zweieiige Zwillinge und Geschwister zu 20 %

Symptome

- gehobene Stimmung
- Antriebssteigerung
- Ideenflucht
- Vitalsymptome

1.1.1 Gehobene Stimmung

Die Patienten sind gut gelaunt, witzig, heiter, fröhlich und ausgelassen. Sie sind gute Unterhalter. Es gibt auch Patienten, die überwiegend anspruchsvoll, streitsüchtig, gereizt und aggressiv sind, vor allem dann, wenn ihnen Unannehmlichkeiten begegnen und ihr Selbstwertgefühl verletzt wird, oder wenn ihr offenherziges Verhalten von der Umwelt kritisiert wird. Aggressivität besteht bei der so genannten gereizten Manie. Traurigen Ereignissen gegenüber sind die Patienten wenig empfänglich. Die Stimmung ist von Euphorie geprägt.

Es besteht grundsätzlich ein Übermaß und Überschuss an Affektivität!

1.1.2 Antriebssteigerung

Fast immer besteht eine erhöhte Aktivität, unermüdliche Betriebsamkeit und starker Bewegungsdrang. So kann der Maniker für seine Umwelt sehr lästig werden. Er ist enthemmt, verliert u.U. sein Schamgefühl, reißt derbe Witze, wird anzüglich und aufdringlich, neigt zu Streichen – die manische Erregung kann bis zur Tobsucht gehen.

Der gesteigerte Antrieb zeigt sich auch in einer extremen Redseligkeit (Logorrhoe), manchmal auch als Schreibdrang.

Die Kranken essen wenig aufgrund der Anregbarkeit (eine Form der Antriebssteigerung), magern ab, schlafen kaum noch, empfinden dies aber im Gegensatz zu den Depressiven nicht als störend, sondern machen sich eher über alle lustig, die mehr Schlaf brauchen.

1.1.3 Ideenflucht

Ist die typische formale Denkstörung des Manikers (Leitsymptom). Die Kranken reden ununterbrochen, zeigen unglaublichen Einfallsreichtum, wobei die neuen Einfälle mit den vorhergehenden meist nur durch Wort- oder Klangähnlichkeiten verbunden sind. Maniker sind sehr sprunghaft, wechseln ständig das Thema, verlieren sich im Detail und können keinen Gedanken zu Ende führen. Das Gedächtnis und das Bewusstsein ist ungetrübt, es kann jedoch (ob der Menge der Ideen) zu Merk- und Konzentrationsstörungen kommen.

Die Patienten halten sich selbst für hochintelligent und wollen die komplexesten Probleme lösen – oft hört man dann von Erfindungen, politischen Umbrüchen, wirtschaftlichen Unternehmungen. Diese Selbstüberschätzung kann zu immensen Geldausgaben führen – deshalb besteht bei Nachweis einer manischen Erkrankung aufgehobene Geschäftsfähigkeit und Schuldunfähigkeit nach §20 StGB.

1.1.4 Vitalsymptome

Vitalsymptome werden – im Gegensatz zu den melancholischen Phasen – kaum beobachtet. Man beobachtet oft eine Abmagerung und Schlafstörungen, der Appetit ist ungestört, Libido und vor allem die Potenz sind eher gesteigert.

Weitere charakteristische Symptome

Das Selbstwertgefühl ist gesteigert – mit Hochstimmung und Größenideen bis zum Größenwahn. Gleichzeitig besteht keine Krankheitseinsicht. Die Selbstüberschätzung führt fast immer zu größeren Geldausgaben und horrenden Verschuldungen. Gelegentlich beobachtet man völlig unsinnige und ungesteuerte Käufe und Vertragsabschlüsse.

Stichworte für die Prüfung

Affektivität	gehobene Stimmung, Selbstüberschätzung, aber auch Gereiztheit mit Aggressivität, Distanzlosigkeit und Kritiklosigkeit im Verhalten anderen gegenüber
Antrieb	starke Antriebssteigerung, Erregung, Enthemmung, Promiskuität, Umsetzung der Größenideen (sinnlose Käufe mit hohen Geldausgaben), auch Aggressivität und aggressive Handlungen. Leistungsfähigkeit oft erst gesteigert, dann durch mangelnde Zielorientierung gemindert
Formale Denkstörungen	Ideenflucht, gelockerter Zusammenhang zwischen Gedanken und sprachlicher Äußerung, sprunghaft
Inhaltliche Denkstörungen	Größenideen bis zum Größenwahn, aber auch Beobachtungs- und Verfolgungswahn sind Thema
Kognitive Leistungsfähigkeit	subjektiv gesteigert, objektiv mangelnde Aufmerksamkeit und Konzentrationsstörungen, erschwertes Lernen, kann nach Ende der Phase weiter bestehen
Vitalsymptome	Schlafstörungen (ganz geringes Schlafbedürfnis), gesteigerte Libido/Potenz, eventuell Gewichtsabnahme (ohne Appetitstörung), Tachykardie, Hypertonie

Diagnose

Anamnese und psychopathologischer Befund

○ Fremdanamnese wichtig

Für die Diagnosestellung sollte die manische Phase mindestens eine Woche angehalten haben und das normale psychische und soziale Empfinden des Patienten unterbrochen sein.

Die Diagnosesicherung unter forensischen Gesichtspunkten ist wichtig:

○ Aufgrund fehlender Krankheitseinsicht Frage der Geschäfts- oder Schuldunfähigkeit, ggf. mit richterlicher Einweisung nach dem Unterbringungsgesetz

Neben der Manie gibt es die so genannte Hypomanie. Dies ist ein Zustand von deutlich gehobener oder gereizter Stimmung und anderen Symptomen der Manie, der insgesamt ca. vier Tage anhält und weniger ausgeprägte Symptome zeigt. Es wird von Patienten, Angehörigen und Medizinern oft als „normal-kreativ und gut drauf" bagatellisiert.

Differenzialdiagnose
○ Hyperthyme Persönlichkeitsstörung
○ Manische Syndrome bei organischer Grunderkrankung (internistisch abklä-ren)
○ Schizophrenie
○ Schizoaffektive Störung: endogene Psychose mit sowohl schizophrenen als auch manischen Symptomen; gehobene oder auch gereizte Stimmung (af-fektive Störungen) plus Ich-Störungen, parathymer Wahn, akustische Hallu-zinationen, Gedankenausbreitung (vgl. Kapitel. Symptome der Schizophre-nie)

Therapie
○ Stationäre Therapie oft unumgänglich
○ Psychotherapie schwierig wegen mangelnder Krankheitseinsicht und daraus schlechter Therapiemotivation
○ Ggf. am Ende der Phase Sozio- und Verhaltenstherapie
○ In akuter Phase Neuroleptika, hochpotente und niederpotente ggf. kombi-niert
○ Phasenprophylaxe mit Lithium (cave: geringe therapeutische Breite, Neben-wirkungen, engmaschige Kontrollen)

1.2 Endogene Depression

Bei der endogenen Depression ist die Aktivität herabgesetzt, es besteht eine allgemeine depressive Verstimmung, häu-fig kombiniert mit Angst und Hoffnungslo-sigkeit.

Neben der manischen und der depressi-ven Form ist auch eine larvierte Form bekannt. Die larvierte Depression besteht darin, dass körperliche Störungen im Vor-dergrund stehen, aber kein körperlicher Befund zu finden ist. Die psychischen Beschwerden sind hier nur im Hintergrund bei gezielter Exploration (= Nachforschen) zu finden.

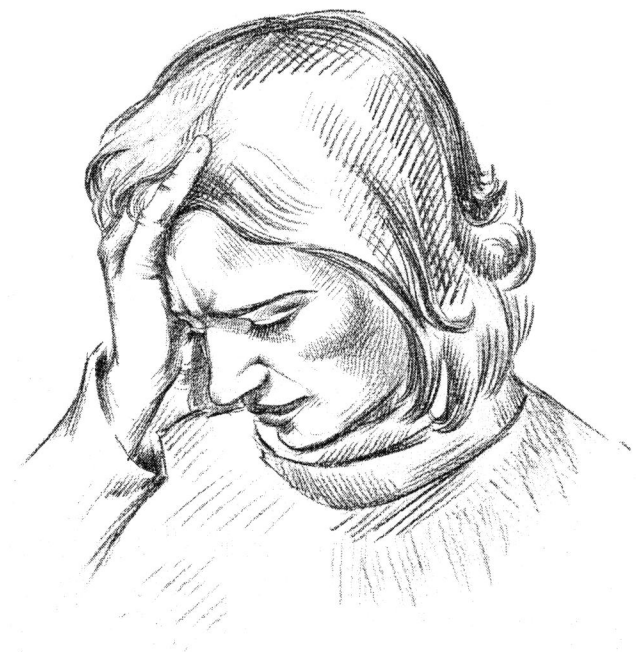

Der Begriff Depression geht zurück auf lat. deprimere = niederdrücken. Als psychiatri-scher Begriff ist Depression ein symptomorientierter Oberbegriff. Verwirrend kann die Verwendung des Begriffs werden, wenn er einerseits zur Benennung nur eines Symptoms, eines Syndroms oder aber andererseits einer ganzen Krankheitsgruppe dient.

Wir unterscheiden verschiedene Depressionsformen:

- endogene Depressionen (gehören zu den affektiven Psychosen; können bipolar oder monopolar verlaufen; Involutionsdepression, larvierte Depression)
- somatogene Depressionen (gehören zu den organisch begründbaren Psychosen)
- psychogene Depressionen (gehören zu den Neurosen)
- Sonderformen

Epidemiologie

Die Häufigkeitsrate von Depressionen beträgt 5-10 %, das Lebenszeitrisiko, an einer Depression zu erkranken, liegt bei ca. 15-17 %.

- 10 % der Patienten in einer Allgemeinarztpraxis leiden an einer behandlungsbedürftigen Depression
- etwa 50 % der Depressiven konsultieren keinen Arzt
- etwa 50 % werden nicht als depressiv erkannt

Frauen erkranken doppelt so oft an Depressionen wie Männer, jedoch erkranken bei bipolaren Verläufen Männer und Frauen gleichermaßen.

Das Morbiditätsrisiko (= Erkrankungsrisiko für eine Person während ihres Lebens) affektiver Psychosen wird auf 1 % geschätzt. 65 % der affektiven Psychosen verlaufen unipolar (nur depressive Phasen), 30 % der Fälle bipolar (manische und depressive Phasen) und bei ca. 5 % liegen rein manische Episoden vor.

Durchschnittliches Ersterkrankungsalter:

- unipolare Depression: 30-45 Jahre
- bipolare Erkrankung: 20-35 Jahre

Die Häufigkeit der **Dystymie** beträgt ca. 2-10 %. Frauen erkranken häufiger. Die Dystymie beginnt in etwa der Hälfte der Fälle vor dem 25. Lebensjahr.

Die **Altersdepression** ist die häufigste psychiatrische Erkrankung bei den über 65-Jährigen. Hier liegt das Ersterkrankungsalter immer nach dem 60. Lebensjahr.

Ätiopathogenese

Es gibt vielfältige Ursachen für affektive Störungen – die Genese (Ursprung) wird als multifaktoriell (mehrschichtig) bezeichnet.

Die verschiedenen Ansätze zur Erklärung sind:

- genetische Ursachen
- neurobiologische Ursachen
- saisonale Faktoren
- somatische Ursachen
- psychologische Faktoren
- psychodynamisch-psychoanalytische Sicht der möglichen Ursache
- Persönlichkeitstypologie: Persönlichkeitsfaktoren

Genetische Ursachen

Dieser Verdacht wurde durch familiäre Häufung affektiver Störungen und die Zwillingsstudien erhärtet, da das konkordante Erkrankungsrisiko von Zwillingen höher ist als der Durchschnitt.

Neurobiologische Ursachen

Bei Depressiven findet sich eine Verminderung der Neurotransmitter Noradrenalin und Serotonin. Diese Hypothese wird durch den Wirkmechanismus der Antidepressiva (Steigerung der Aminkonzentration im synaptischen Spalt) erhärtet.

Bei Manien ist Dopamin und Noradrenalin erhöht:

- Hier helfen nach schulmedizinischem Wissen Lithium und Neuroleptika

Saisonale Faktoren

Bei manchen Patienten besteht eine saisonale Rhythmik, vor allem bei SAD (= saisonal abhängige Depression), die vor allem im Herbst und Winter auftritt. Wenn es draußen dunkel ist und man nicht raus kann, ist eine Niedergestimmtheit oft nachvollziehbar. Hier hilft oft Bestrahlung mit Tageslicht, die so genannte Lichttherapie.

Somatische Ursachen

Somatische Erkrankungen und Pharmaka sowie Hormonschwankungen können Ursachen, Auslöser oder Co-Faktoren von Depressionen und Manien sein.

Psychologische Faktoren

Oft werden affektive Störungen, für die der Patient eine Disposition (= Anlage) hat, durch Belastungs- oder Entlastungssituationen ausgelöst (z.B. Heirat, Scheidung, Arbeitslosigkeit, neuer Job, Kind bekommen, Kind zieht aus ...)

Psychodynamisch-psychoanalytische Sicht der möglichen Ursache

Hier wird eine Störung der frühkindlichen Mutter-Kind-Beziehung, meist Störung in der oralen Phase angenommen (vgl. Kapitel über Freud).

Persönlichkeitsfaktoren

Der Patient hat oft eine anankastische (zwanghafte) und asthenische (schwache, kraftlose) Persönlichkeit. Er ist ordentlich, überkorrekt und aufopferungsbereit.

Persönlichkeitstypologie

Bestimmte Typen sind gefährdeter als andere, z.B. sind Pykniker gefährdeter als Leptosome (vgl. Kapitel über Kretzschmer)

1.3   Melancholische Phase

Die zyklothyme = endogene Depression (= Melancholie) unterscheidet sich von anderen Depressionszuständen (neurotische oder somatogene Depression) ebenso wie die Manie von anderen Erregungszuständen und anderen Krankheiten mit Antriebssteigerung. Die endogene Depression ist durch eine Anzahl typischer psychischer und vegetativer Symptome gekennzeichnet. Die endogene Depression ist seltener als die neurotische Depression und die somatogene Depression.

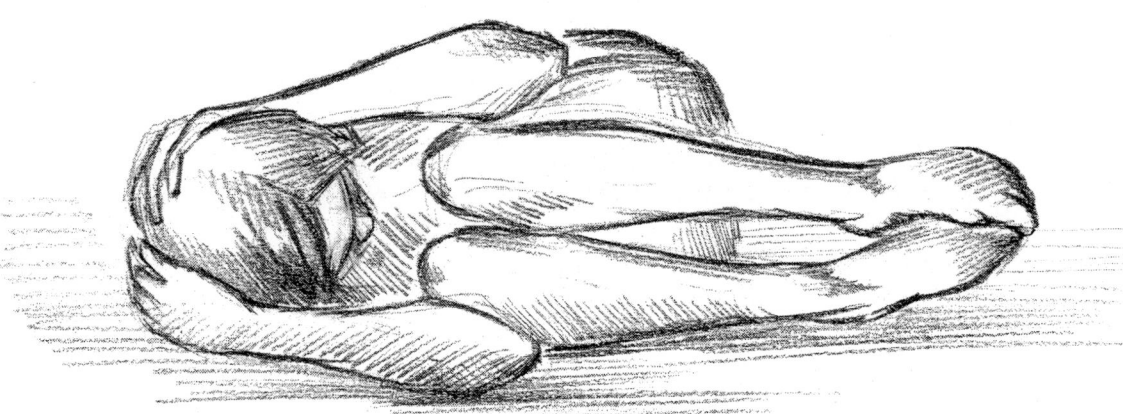

Epidemiologie
- Prävalenz liegt bei 0,6-0,8 %
- Häufigkeitsgipfel der Erstmanifestation liegt zwischen dem 20.-29. und 50.-59. Lebensjahr
- Frauen erkranken doppelt so oft wie Männer
- Pykniker gefährdeter als Leptosome (vgl. Kapitel Kretschmer)

Symptome
- Affektivität
- Antrieb
- Denken
- vegetative Symptome und Denkstörungen

Affektivität

Die depressive Verstimmung ist immer unmotiviert (d.h. es gibt keinen konkreten Anlass) und das Leitsymptom der endogenen Depression. Der Gesichtsausdruck des Patienten ist ernst, jede freudige Erregtheit der Mimik ist verloren, der Blick verrät häufig ängstliche Beunruhigung, eine eigenartige Ferne von allem, was um den Kranken herum geschieht. Jegliche freudige Erregung fehlt und schwere Insuffizienzgefühle mit Selbstentwertungstendenzen herrschen vor. Es handelt sich dabei nicht um eine Trauer im herkömmlichen Sinn. Die Kranken betonen, sie hätten verlernt, traurig zu sein, können auch nicht mehr weinen. Oft versiegt die Tränensekretion und es kommt zum so genannten tränenlosen Weinen. Dem Kranken erscheint der eigene Zustand völlig aussichtslos, das Weiterleben scheint sinnlos und der Selbstmord die einzige Lösung.

Man beobachtet das typische Gefühl der Gefühllosigkeit, wobei Unglücksfälle den Patienten nicht mehr sorgenvoll und freudige Ereignisse ihn nicht mehr fröhlich stimmen. Dieser Gefühlsverlust wird als besonders quälend beschrieben. Die Kranken fühlen sich „wie tot, ausgebrannt, nur noch körperlich am Leben".

Symptome in Bezug auf die Affektivität:

- Traurigkeit, Bedrücktsein, Herabgestimmtsein bis zu dem Gefühl völliger innerer Leere
- Gefühl der Gefühllosigkeit (Unfähigkeit sowohl zu positiven als auch zu negativen Gefühlen, auch gegenüber vertrauten Bezugspersonen)
- Verlust von Interessen
- Gefühle von eigener Wertlosigkeit → **SUIZIDGEFAHR!**
- Quälende innere Unruhe und/oder Angst (vor Alltagssituationen oder auch irrationale Ängste)
- Tagesschwankungen: Morgentief mit Früherwachen und abendlicher Besserung (Patient liegt ab 4 Uhr früh wach, ist unfähig aufzustehen und kommt erst mittags aus dem Bett)

Antrieb

Je nachdem, ob es sich um eine gehemmte Depression oder um eine agitierte Depression handelt, beobachtet man Antriebshemmung oder Antriebssteigerung.

Bei der Antriebshemmung erkennt man eine Verlangsamung der Bewegungsabläufe und eine Minderung der Entschluss- und Handlungsfähigkeit. Am auffälligsten ist die Bewegungsarmut, die fast immer mit einer inneren Unruhe einhergeht. Gestik, Mimik und Sprache wirken entschlusslos, hoffnungslos und abgespannt. In besonders schweren Fällen besteht ein depressiver Stupor, bei dem der Kranke regungs- und teilnahmslos ist und kaum noch spricht. Gelegentlich zeigt sich die innere Erregung in unproduktiven Bewegungen wie Aufder-Stelle-treten. Die psychomotorische Hemmung zusammen mit der depressiven Verstimmung ist meist in den Morgenstunden am schlimmsten. Bis zum Abend können sich die Patienten dann soweit bessern, dass sie völlig unauffällig sind.

Bei der agitierten Form der Depression kommt es zu einer Antriebssteigerung mit erheblicher innerer und/oder äußerer Unruhe. Die Unruhe ist nicht immer außen sichtbar – wenn, dann in Form der erwähnten unproduktiven Bewegungen. Die Agitiertheit kann sich auch in lautem Klagen, Schreien und Lamentieren zeigen – man spricht dann von der so genannten Jammer-Depression.

Symptome in Bezug auf den Antrieb:
- Antriebshemmung: Alltagsaktivitäten werden zum Problem, Energielosigkeit und Schwunglosigkeit, erhöhte Ermüdbarkeit, Arbeitsunfähigkeit
- Schwerste Form der Antriebshemmung: depressiver Stupor (kaum Reaktion auf Ansprache, kaum Bewegung)
- Antriebssteigerung (hauptsächlich bei der so genannten agitierten Depression): Depression mit starker innerer und/oder motorisch geäußerter Unruhe, deutlich geäußerte Verzweiflung

Denken
Meistens handelt es sich hier um eine Denkhemmung, dieses Symptom kann aber auch fehlen. Das Denken ist verlangsamt und einfallsarm und bleibt auf wenige Themen eingeengt. Die Patienten sind wortkarg und einsilbig, man hat den Eindruck, dass der Kranke zwar erzählen will, es aber nicht kann. Diese verminderte Konzentrations- und Aufnahmefähigkeit erweckt häufig den Anschein einer intellektuellen Störung (Pseudodemenz).

Dem Patienten fehlt oft die Krankheitseinsicht und er glaubt, dass sein Zustand aus einem persönlichen Verschulden resultiert. Der Patient macht lange zurückliegende Verfehlungen für seinen Zustand verantwortlich, in schweren Fällen glaubt er sogar, z.B. an einer Naturkatastrophe schuld zu sein. Hier spricht man vom melancholischen Schuld- und Versündigungswahn.

Wenn er glaubt, dass seine Gesundheit zerstört werde, er sich für unheilbar krank hält und sich dem Tode geweiht sieht, spricht man von hypochondrischem Wahn. Glaubt er sich schwach, nichtig und verloren und zweifelt sogar seine eigene Existenz an, handelt es sich um den so genannten nihilistischen Wahn (Cotard-Syndrom). Häufiger ist der Verarmungswahn, bei dem die Patienten unkorrigierbar davon überzeugt sind, dass sie alles verloren haben und ihren Lebensunterhalt nicht mehr bestreiten können. Diese Wahnform kommt vor allem bei Spätdepressionen vor.

Zwangshandlungen sind bei zyklothymen Depressionen häufig und zeigen sich vor allem in Form von Zwangsdenken (Gedankenkreisen), seltener als Zwangshandlungen.

Symptome in Bezug auf das Denken

○ Formale Denkstörungen (wie denkt der Patient?)
○ Denkhemmung; verlangsamtes Denken, reduziert auf wenige Inhalte (Schlaf, Stuhlgang, negative Kognitionen)
○ Geringe Aufnahmefähigkeit für neue Gedanken und Anregungen
○ Intellektuelle Funktionen erhalten, aber krankheitsbedingt nicht voll verfügbar
○ Inhaltliche Denkstörungen (was denkt der Patient?)
○ Oft synthymer (= passt zur Grundstimmung) Wahn; Wahnthemen: Schuld, Krankheiten, Versündigung, Verarmung

Vitalstörungen und vegetatives Symptom

Die so genannten Vitalstörungen gehen einher mit Verlust der vitalen Spannkraft. Häufig treten sie zusammen mit vegetativen Störungen auf, wobei die depressiven Verstimmungen zurücktreten. Im Fall einer vegetativen Depression mit nahezu fehlender depressiver Verstimmung spricht man von einer larvierten Depression.

Die Patienten äußern Druck-, Schwere- und Schmerzempfindungen in der Herz-, Brust-, Magen- und Kopfregion. Relativ häufig tritt eine verminderte Speichelsekretion auf. Bestehen körperliche, eigenartige Missempfindungen, so spricht man von einer zoenästhetischen Depression. Die Klagen der Kranken sind schwer nachvollziehbar, sodass die Beschwerden differenzialdiagnostisch relativ leicht von somatoformen und Konversionsneurosen abzugrenzen sind. Bei der Entfremdungsdepression beobachtet man im Rahmen einer Zyklothymie körperliche Missempfindungen und Entfremdungserlebnisse am eigenen Körper und zur Wahrnehmungswelt.

Vitalstörungen und vegetative Symptome

○ Selbstvorwürfe, oft wegen kleiner, lange zurückliegender Verfehlungen, irrationale Angst
○ Oft hypochondrischer Krankheitswahn mit der unkorrigierbaren Gewissheit, schwer krank zu sein und bald sterben zu müssen

Nihilistischer Wahn (Cotard-Syndrom)

○ Die eigene Existenz und manchmal auch die der Umwelt wird angezweifelt

Zwangsgedanken

○ Kontrollzwänge, aber auch Tötungsimpulse (Eigen- und Fremdgefährdung, evtl. greift Unterbringungsgesetz)

Kognitive Leistungen

○ Konzentrations- und Auffassungsstörungen, bis zur Pseudodemenz durch depressives Erleben; teilweise auch nachweisbare kognitive Einbußen, die auch nach der Phase noch anhalten

Diagnose
- Antrieb
- Stimmung
- Psychomotorik und Eigenerlebnisse
- im EEG Veränderungen im REM-Schlafmuster

Differenzialdiagnose
- organisch begründbare Psychosen (internistisch abklären)
- Schizophrenie (Stimmenhören in Form von Rede und Gegenrede)
- Neurotische Depression (Verbindung zu auslösender Lebenssituation)
- Sucht (gezielt hinterfragen, auch Fremdanamnese)

(durch neurologische Untersuchungen und Tests)
- beginnende Demenz
- Schlafstörungen, Durchschlafstörungen, typisch: Früherwachen (Morgen-tief), Appetitlosigkeit und Gewichtsabnahme, Verlust von Libido und Potenz
- Abgeschlagenheit und Erschöpfung
- Missempfindungen und Schmerzen bzw. Druckgefühle
- Obstipation
- manchmal Zoenästhesien (qualitativ eigenartige Missempfindungen)

Therapie
- Antidepressiva
- Lichttherapie
- Schlafentzug
- Elektrokrampftherapie

Antidepressiva
- Beachte: Am Anfang der Behandlung ist der Patient zwar bereits wieder aktiver, die stimmungsaufhellende Wirkung dauert länger: Suizidgefahr!

Lichttherapie
- Patient wird vor eine Lichtquelle gesetzt und bis zu zweimal täglich bestrahlt

Schlafentzug (auch Wachtherapie)
- Entweder für die ganze Nacht oder nur in der zweiten Nachthälfte, bis zu zweimal wöchentlich
- Bei 60-80 % der Patienten soll es zu einer Besserung kommen

Elektrokrampftherapie
- als Ultima Ratio, bei therapieresistenten schweren Verläufen
- begleitend: supportive Psychotherapie, Verhaltenstherapie, Soziotherapie

Kontraindikation
- Keine aufdeckenden und konfrontierenden Verfahren anwenden

○ Bei den endogenen Depressionen sind Analyse und Entspannungsverfahren kontraindiziert

Verlauf/Prognose

Sowohl zyklothyme Depressionen als auch Manien können monophasisch (einmalig) oder mehrphasisch (wiederholt) auftreten. Daneben beobachtet man monopolare und bipolare Verlaufsformen. Zeigt sich eine Zyklothymie nur mit depressiven oder nur mit manischen Phasen, so spricht man von einem monopolaren Verlauf. Finden sich sowohl melancholische als auch manische Phasen, so liegt ein bipolarer Verlauf vor. Von bipolaren Verläufen spricht man bereits dann, wenn einer depressiven Phase eine hypomane Nachschwankung folgt oder auf eine manische Phase eine leichte depressive Verstimmung folgt.

Depressive Phasen sind deutlich häufiger als manische!

Etwa 2/3 der Patienten zeigen nur depressive Phasen, hierbei sind die mehrphasischen Verläufe häufiger als die einphasischen (3:1).

Die Häufigkeit von ausschließlich manischen Verläufen liegt bei ca. 5 %, auch hier überwiegen mehrphasische Verläufe.

Ca. 25 % der Zyklothymien zeigen bipolare (manisch-depressive) Verläufe.

Die Dauer der einzelnen Phasen beträgt unbehandelt ca. drei bis zwölf Monate mit erheblichen Schwankungen bei verschiedenen Patienten; die depressiven Phasen werden mit zunehmendem Lebensalter länger, die freien Intervalle kürzer. Die Dauer der Phasen wird durch Medikamente verkürzt, manchmal kommt es aber auch nur zu einer Abschwächung der Symptome.

Im Anschluss an die melancholische Phase folgt oft eine kurzandauernde hypomanische Nachschwankung, also eine leichte manische Phase von kurzer Dauer. Entsprechend kann auch eine manische Phase in eine depressive Nachschwankung übergehen.

Im Gegensatz zu anderen Psychosen kommt es bei Zyklothymien im Allgemeinen zu keinen wesentlichen bleibenden Residuen. Man beobachtet höchstens bei einem Drittel der Patienten leichte psychische Veränderungen. In der Regel kommt es zu einer vollständigen Remission (= Rückbildung) der einzelnen Phasen.

Die zyklothyme Depression hat die höchsten Suizidraten aller Depressionsformen. Vor allem Melancholiker unternehmen weniger demonstrative Suizidversuche, sondern haben gezielte Selbsttötungsabsicht.

Die Rückfallgefährdung bei mehrphasischen Verlaufsformen ist durch mangelnde Compliance (wie zuverlässig nimmt der Patient seine Medikamente) sowie durch chronische Stressoren und ein mangelndes soziales Netz deutlich erhöht.

Unter medikamentöser Prophylaxe tritt ein Abschwächen und Ausbleiben erneuter Krankheitsphasen bei ca. 60 % der Patienten ein.

Zu den Störungen der Affektivität zählen ...

- das Gefühl der inneren Leere (Gefühl der Gefühllosigkeit)
- Weinen
- Gefühle von Sinn- und Hoffnungslosigkeit
- Verzweiflung
- Pessimismus
- Resignation (es wird nie besser)
- Insuffizienzgefühle
- Selbstentwertung
- Selbstaggressivität (Suizidgefahr)
- schwere Schuldgefühle
- Störungen des Antriebs sind Antriebshemmungen (Alltagsaktivitäten werden zum Problem) wie Arbeitsunfähigkeit, Initiativlosigkeit
- depressiver Stupor (kaum Bewegung, kaum Reaktion) oder Antriebssteigerungen wie starke innere Unruhe oder motorisch geäußerte Unruhe
- deutlich geäußerte Verzweiflung, stereotyp wiederholte Klagen

Fallbeispiel 1

Eine 48-jährige Mutter zweier Kinder betritt zögernd und mit mattem Gang das Sprechzimmer, ihre Mimik ist ernst, von der Umgebung unberührt.

Stockend und mühsam berichtet sie: sie fühle sich stimmungsmäßig leer, wie versteinert, sie empfinde nichts mehr, nicht einmal mehr Traurigkeit. Es fehle ihr Kraft und Antrieb, um im Haushalt auch nur das Nötigste zu tun, obwohl sie ständig versucht, dagegen anzukämpfen.

Obwohl sie unendlich müde sei, habe sie seit Wochen nicht mehr durchgeschlafen, die frühen Morgenstunden brächten die schlimmsten, grauenvollsten Stunden ihres Lebens mit sich. Erwachend aus qualvollen Angstträumen beschleiche sie eine unbändige Furcht vor dem langen, langen Tag mit seinen unendlichen Minuten, in denen sich alles nur noch zum Schlimmeren wenden würde. Das Aufstehen, das Heben der Beine aus dem Bett, bedeute eine Qual für sie. Obwohl sie körperlich gesund sei, fühle sie sich wie abgeschlagen, sei appetitlos, verspüre einen Druck über der Brust und im Kopf, die Kehle sei wie zugeschnürt. Das Denken trete auf der Stelle, sie könne kaum noch Zeitung lesen, habe an nichts mehr Interesse, falle ins Grübeln über Vergangenes. Sie habe das Gefühl, überflüssig zu sein, sie sei für die Familie nur noch Ballast. Die Besorgtheit der Angehörigen mache alles nur noch schlimmer, weil sie sich deswegen immer mehr Schuldgefühle wegen ihres Versagens machen müsse.

Diagnose

Hier liegt das klassische Bild einer endogenen Depression vor (schwere depressive Episode).

Fallbeispiel 2

Eine 54-jährige Patientin stellt sich auf Drängen der Angehörigen in der Klinik vor und gibt an, sie sei früher depressiv gewesen, jetzt sei sie in Höchstform, es gehe ihr blendend. Die Angehörigen berichten, dass die Patientin in den letzten Monaten viel Geld ausgebe und ohne Hemmungen mit den verschiedensten Männern verkehre. Die Patientin meint hierzu, dass sie nichts zu bereuen habe, und es sich im Übrigen ja um ihr Geld handele, sie könne sich das leisten.

Nach wenigen Stunden verlässt die Patientin gegen ärztlichen Rat in einem Taxi die Klinik. Sie verursacht einen Verkehrsunfall und wird wieder in die Klinik zurückgebracht. Von der Dienstärztin wird sie wegen akuter Eigen- und Fremdgefährdung gegen ihren Willen untergebracht.

Angaben der Patientin

Sie sei schon immer ein großzügiger Mensch gewesen, habe sich einen Daimler Benz und Schmuck geleistet, bisher für ca. 12000 Euro, könne aber immer problemlos einen Kredit bekommen. Sie habe auch noch ca. 70 Riesen, mit denen sie eine Spielbank eröffnen wolle. Sie habe über 20 Jahre beim „Amt für soziale Unordnung" gearbeitet, bekomme jetzt eine hohe Rente und habe ausreichend Geld. Ihr Großvater habe das gleiche Charisma gehabt, sei jedoch früh am Alkohol gestorben. Die übrige Familie sei schwierig und langweilig. Sie habe keine überflüssigen Hemmungen. In den letzten Wochen habe sie mit mehreren Männern verkehrt, zuletzt in der Nacht vor der Aufnahme. In der Klinik habe sie mit einem Pfleger schlafen wollen, der habe aber wohl Angst gehabt. Der Taxifahrer sei ein Idiot gewesen, er habe mit ihr schlafen wollen, sie habe ihm möglicherweise ins Lenkrad gegriffen, aber nur, um zu hupen, damit er schneller fahre. Sie sei schneller als andere Leute, sie sei von der schnellen Truppe.

Anamnese

Patientin ist ledig und kinderlos, lebt mit einem Partner zusammen, Ausbildung als Kaufmann, seit 25 Jahren als Verwaltungsangestellte bei einem Amt beschäftigt. Zwei gesunde Schwestern, zu denen sporadischer Kontakt besteht. Keine relevanten körperlichen Erkrankungen.

Psychiatrische Vorgeschichte

Im Alter von 25 Jahren erkrankte die Patientin erstmals an einer Monate dauernden Depression. Mit 35 Jahren war ihre erste stationäre Behandlung wegen einer schweren Depression, nachdem in den Vorjahren mehrere depressive und eine manische Phase aufgetreten waren, Einstellung auf Lithium. Darauf acht Jahre lang stabil und beschwerdefrei. Mit 45 Jahren erneutes Auftreten einer manischen und einer depressiven Phase, die unter medikamentöser Behandlung remittieren. Mit 50 Jahren setzt die Patientin das Lithium ab, im Anschluss kommt es zu einer schweren Manie, die Patienten verlebt einen großen Teil ihres Erbes. Ein Jahr später schwere depressive Episode mit Suizidversuch.

Fremdanamnese

Der Lebensgefährte berichtet, dass die Patientin seit ca. vier Monaten verändert sei. Sie habe über ihre Verhältnisse gelebt, sei beim Einkaufen nicht mehr kritikfähig gewesen. Sie habe viele unnötige Dinge gekauft, im Umgang mit Männern sei sie distanzlos. Auch er habe trotz der langjährigen Freundschaft keinen Einfluss mehr auf sie ausüben können.

Diagnose

Die Patientin befindet sich in einer manischen Episode.

Überblick der typischen depressiven Symptome (ASD)		
Antriebsstörungen	**Depressive Stimmung**	**Depressives Denken**
Lähmung des Willens	Traurigkeit	Formale Denkstörungen: ◌ verlangsamtes Denken ◌ Störung der Merkfähigkeit ◌ Konzentrationsstörungen
Erschöpfung ständige Müdigkeit	Gefühl der Gefühllosigkeit (= mangelnde Fähigkeit, emotional adäquat zu reagieren)	Inhaltliche Denkstörungen: ◌ Grübelzwang ◌ Todesgedanken ◌ Wahnideen ◌ Schuld-, Versündigungs- und Verarmungswahn ◌ hypochondrischer Wahn
erstarrte Mimik verlangsamte Bewegungen verlangsamtes Sprechen	Verlust von Freude Interessenverlust sozialer Rückzug	
leise, tonlose Stimme	Angst Aggressionshemmung	

Abbildung 2:   Depressive Symptome

Körperliche Begleiterscheinung

◌ In Verbindung mit den Vitalstörungen kommt es manchmal auch zu wechselnden Schmerzen (Brennen oder Taubheitsgefühl, das kommt und geht)

○ Schlafstörungen; charakteristisch für die endogene Depression ist das Früherwachen

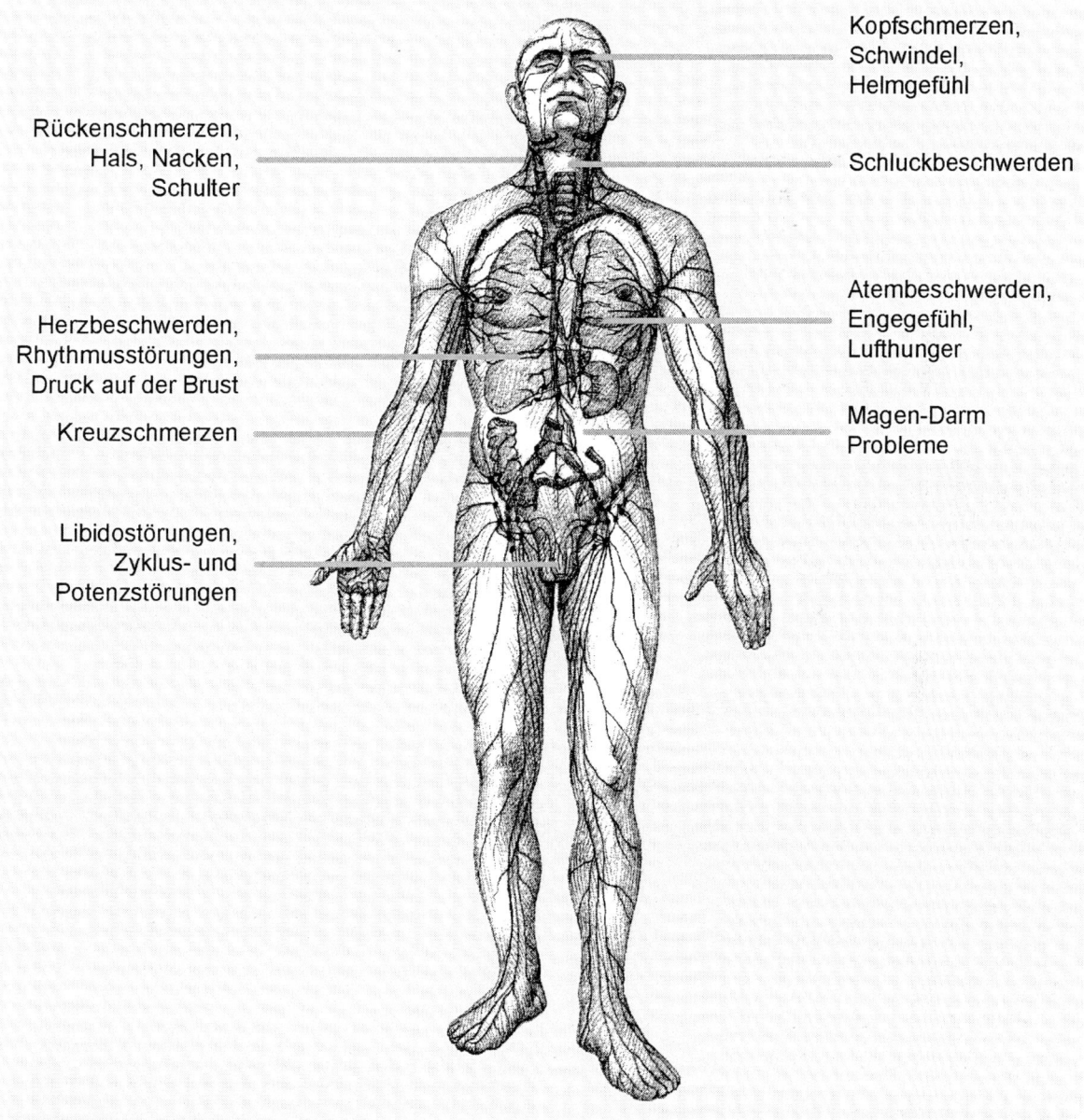

Abbildung 3:   Körperliche Begleiterscheinung bei Depressionen

1.3.1   Fragebogen zur Klärung einer depressiven Episoden nach ICD 10

Hauptsymptome
○ depressive Stimmung
○ Interesse / Freudlosigkeit

○ Antriebsstörung / Energieverlust / Müdigkeit

Andere häufige Symptome
○ Verlust von Selbstwertgefühl/Selbstvertrauen / übertriebene Schuldgefühle
○ Todes-/Suizidgedanken
○ Denk-/Konzentrations-/Entscheidungsunfähigkeit
○ psychomotorische Unruhe oder Gehemmtsein
○ Schlafstörungen
○ Appetit-/Gewichtsverlust

Sind mindestens zwei Hauptsymptome und zwei andere häufige Symptome vorhanden, ist von einer behandlungsbedürftigen depressiven Erkrankung auszugehen.

1.4 Somatogene Depression

Depressionen können auch als sekundäre Depressionen bei (chronischen / schweren) somatischen Erkrankungen auftreten und gehören zu den *organisch begründbaren Psychosen*. Klingen diese normalpsychologischen Verstimmungen auch nach einigen Wochen nicht ab, muss davon ausgegangen werden, dass eine behandlungsbedürftige depressive Episode vorliegt.

Wichtig ist die Differenzialdiagnose zu den endogenen Depressionen, da hier körperliche Ursachen vorliegen.

Somatogene Depressionen lassen sich unterteilen in:
○ symptomatische Depression
○ organische Depression

Symptomatische Depression
Sie tritt auf als Begleitdepression bei internistischen Krankheiten.

Organische Depression
Diese Depressionsform basiert auf strukturellen Veränderungen des Gehirns.

Häufigste Ursache
○ Neurologie (Epilepsie, Hirntumor, Parkinson, Hirntraumen, Multiple Sklerose)
○ Endokrinologie (Hypo-/Hyperthyreose, Morbus Cushing)
○ Kardiologie (essenzielle Hypertonie)
○ Gastroenterologie (Leberzirrhose, Pankreatitis, entzündliche Darmerkrankungen)
○ Nephrologie (chronische Nephritis, Dialyse)
○ Immunologie (rheumatoide Arthritis, Lupus erythematodes)
○ Infektionskrankheiten (Lues IV, AIDS), Intoxikation (Alkoholismus)
○ Gynäkologie (Wechseljahre)

Ein depressives Krankheitsbild kann auch pharmakogen (durch Medikamente) ausgelöst werden – vor allem Hormone (Kortison, Pille, Hormone in den Wechseljahren) können depressive Episoden auslösen.

Wichtig: gründliche Anamnese!

Therapie
Grundlegend ist die Therapie der zugrunde liegenden internistischen Erkrankung.

Der HP kann begleitend mit stützender Psychotherapie, Verhaltenstherapie und Angehörigenbetreuung therapieren.

Verlauf / Prognose
Hängt ab vom Verlauf der Grunderkrankung.

1.5 Psychogene Depression

Die psychogene Depression gehört zu den NEUROSEN (siehe Skript 2). Charakteristisch ist hier im Gegensatz zu den endogenen Depressionen das Abendtief mit Einschlafstörungen.

Sie wird unterschieden in

- neurotische Depression = depressive Neurose
- reaktive Depression = Anpassungsstörung
- Erschöpfungsdepression

1.5.1 Neurotische Depression

Diese Patientengruppe kann heilkundlich sehr gut therapiert werden. Charakteristisch für den Patienten ist ein Abendtief (müde, kann dann aber nicht einschlafen → Gedanken kreisen).

Alle Depressionen brauchen einen Auslöser, die neurotische Depression hat hauptsächlich die Ursache in der Kindheit.

- Störung in der oralen Phase = fehlendes Urvertrauen und Züge von analer Phase (Zwänge)

Der Auslöser für eine depressive Verstimmung ist z.B. der Muttertag, Weihnachten. Diese Situationen sind keine Ursachen, sondern nur der Startpunkt für eine Depression.

Laut Verhaltenstherapie (Beck) ist die Depression eine besondere Form, die Umwelt zu sehen (negative self-fulfilling Prophecy).

Symptome nach ICD 10 Leitsymptome, aber nicht zwingend
- Depressive Verstimmtheit

- Antriebs- und Denkhemmung: kann bis zu depressivem Stupor gehen; Denken kreist immer um dasselbe = formale Denkstörung, eingeschränktes Denken, Grübelzwang
- Wahnthemen: Versündigungswahn, Schuldwahn → Psychose, brauchen Neuroleptika
- Nihilistischer Wahn / hypochondrischer Wahn / Verarmungswahn → Suizid gefährdet
- Schlafstörung: Patienten empfinden die Zeit v.a. früh als sehr gedehnt = Morgentief (= Zeitdehnung + früh erwachen + nicht aus dem Bett kommen)
- Bei schweren Formen: Gefühl der Gefühllosigkeit, besonders bei endogener Form Neurotiker→ Plussymptomatik, Psychose → Minussymptomatik
- Larvierte Depression: körperliche Beschwerden stehen im Vordergrund: schwierige Differenzialdiagnostik, alles Organische abklären, wenn mit Morgentief → endogene Depression
- Sissi-Syndrom: meist Frauen, hyperaktiv, Stimmungsschwankungen, Diät als Dauerthema, machen viel Sport, übertriebener Körperkult, alles nach außen und rennen hinter ihrem Ideal her
- Involutionsdepression: Spät-Depression (45. - 55. Jahr erstmaliges Auftreten), laut Amtsarzt mit Hormonen therapierbar, lange Phasen

Verlauf / Prognose
Affektive Psychosen werden durch unterschiedliche Syndrome, Melancholie oder Manie sowie durch die Häufigkeit der Phasen gekennzeichnet.

Mögliche Verläufe sind:
Innerhalb eines Lebens wiederholt (mehrphasig) oder einmalig (einphasig) melancholisch oder manisch zu erkranken.

Unipolarer Verlauf
- Entweder manische oder depressive Phase tritt auf

Bipolarer Verlauf
- Häufigkeit und Ausprägung spielt dabei keine Rolle

Die einzelnen Phasen können lange auseinander liegen oder schnell aufeinander folgen. Der Extremfall ist das so genannte Rapid cycling mit bis zu täglich wechselnden Phänomen des Gesunden und der Melancholie.

- Männer sind bei den bipolaren Verläufen häufiger als Frauen erkrankt
- Die Krankheitsdauer liegt bei durchschnittlich vier bis fünf Monaten

Bei bipolaren Verläufen findet sich eine kürzere Dauer der Krankheitsphase und ein kürzeres Intervall zwischen den Phasen als bei unipolarem Verlauf.

Prognose
Die Patienten benötigen Neuroleptika und/oder Antidepressiva, evtl. Lithium!

Bei unipolar melancholischen oder manischen Verläufen folgt auf die Phasen meist ein restitutio ad integro (= folgenloses Ausheilen).

Bei bipolaren Verläufen ist die Prognose unter Dauermedikation gut.

Fallbeispiel

Ein 45-jähriger Mann hatte vor vielen Jahren eine außereheliche Beziehung, die ihm seine Frau voll verziehen hat. Seit einiger Zeit nun glaubt er aber, dass er seine Ehe zerstört habe und reagiert mit tiefer trauriger Verstimmtheit, verlässt die Wohnung nicht mehr und bricht immer wieder in Tränen aus. Zeitweilig reagiert er aggressiv gegenüber anderen, entwickelt starke Rückenschmerzen und verspürt ein starkes Ziehen im Genitalbereich. Morgens geht es ihm deutlich besser, abends ist er besonders deprimiert, er kann lange nicht einschlafen, schläft dann aber durch, ohne aufzuwachen.

Ätiologie
- Erbfaktor
- Serotonin vermindert
- Psychoanalyse: Versagung oraler Impulse

Auslöser
- Psychosoziale Gegebenheiten
- Klimakterium
- Schlafstörungen
- Cortison
- Wechsel von Gewohnheiten
- Entlastung
- Schwangerschaft schützt, aber: Wochenbettdepression!

Therapie
- Johanniskraut (cave: Lichtempfindlichkeit)
- Schlafentzug
- Lichttherapie
- Verhaltenstherapie
- Trizyklische Antidepressiva, Neuroleptika und Lithium (v.a. bei manischen Episoden; wirkt erst nach ca. sechs Monaten, geringe therapeutische Breite)

1.5.2 Reaktive Depression

Die reaktive Depression ist eine nachvollziehbare Reaktion (z.B. bei Trauer). Es kommt oft zu vegetativen Beschwerden, die Monate bis Jahre andauern.

(siehe unten endogene vs. neurotische Depression)

Therapie

Verhaltenstherapie, Sozialtherapie, analytische Verfahren, Rogers

1.5.3 Erschöpfungsdepression

Die Ursache einer Erschöpfungsdepression ist lang anhaltender Stress und eine extreme Belastungssituationen. Zum Auftreten einer Depression kommt es besonders häufig bei neurotischen Grundkonflikten und bei dependenten und sensitiven Persönlichkeitsstrukturen. Man beobachtet Erschöpfungsdepressionen oft bei pedantischen, ehrgeizigen und aggressionsgehemmten Persönlichkeiten mit geringer Frustrationstoleranz. Der Erkrankungsgipfel liegt zwischen dem 30. und 50. Lebensjahr. Frauen sind deutlich häufiger betroffen als Männer.

Symptome
- Beginnt mit Überempfindlichkeit, Reizbarkeit und Nervosität über Monate oder Jahre
- Es folgt eine psychosomatischen Phase (wechselnde vegetative und funktionelle Symptome)

Dann folgt die eigentliche depressive Phase mit
- ängstlich-depressiven Zügen
- Entschlussunfähigkeit
- innerer Unruhe
- Versagens- und Insuffizienzgefühlen
- Konzentrationsschwächen
- Schlafstörungen
- Lärm- und Schmerzempfindlichkeit

Therapie
Supportive Verfahren, Rogers, Verhaltenstherapie

1.6 Sonderformen

1.6.1 Altersdepression

Hierbei handelt es sich um depressive Syndrome mit Erstmanifestation zwischen dem 45. und 65. Lebensjahr, bei depressiven Syndromen nach dem 60. Lebensjahr spricht man von Depression im Senium. Häufig findet man eine psycho- oder auch somatogene Auslösung, in Verbindung mit somatischen Erkrankungen bzw. hirnorganischen Abbauprozessen, aber auch Einsamkeit und soziale Isolierung.

Von einer Involutionsdepression spricht man, wenn eine zyklothyme Depression im Alter mit ausschließlich melancholischen Phasen auftritt. Den Gipfel der Involutionsdepression findet man bei Frauen zwischen dem 50. und 60. und bei Männern zwischen dem 60. und 65. Lebensjahr. Bei Frauen sind sicher auch hormonelle Einflüsse (Wechseljahre) an der Depression beteiligt.

Hier ist die Suizidgefahr besonders groß – im höheren Alter auch als Bilanzsuizid.

Vor allem bei Altersdepressionen, die mit ausgeprägten kognitiven Störungen einhergehen, kann die Differenzialdiagnose zu einer beginnenden Demenz schwierig sein. Im Zweifel sollten Antidepressiva verabreicht werden!

Depression	Demenz
rascher, erkennbarer Beginn	schleichender Beginn
episodischer Verlauf	chronischer Verlauf
Stimmung ständig depressiv	Stimmungs- und Verhaltensauffälligkeiten fluktuieren
„Weiß nicht" Antworten sind typisch	angenähert richtige Antworten überwiegen
Patient klagt über kognitive Einbußen	Patient bemüht sich, Defizite zu verbergen
Selbstanklage, evtl. Schuldgefühle	Orientierungs-/Gedächtnisstörungen

Abbildung 4: Vergleich Depression und Demenz

Besonders beim Vorliegen von nicht stimmungskongruentem Wahn, bei Halluzinationen und Stupor muss differenzialdiagnostisch eine schizoaffektive oder schizophrene Psychose geklärt werden. Schwierig ist die Abgrenzung zu Angsterkrankungen, da oft gemischte Formen vorliegen.

1.6.2 Saisonal-abhängige Depression (SAD)

Auf die Bedeutung chronobiologischer (= jahreszeitlicher) Faktoren wiesen schon früh klinische Beobachtungen hin: ein Teil der Depressionen besitzt eine jahreszeitliche Häufung im Frühjahr oder Herbst. Es hat sich sogar eine Form herauskristallisiert, die nur im Herbst und Winter auftritt, die saisonal abhängige Depression. Sie ist durch eine besondere, atypische Symptomatik gekennzeichnet (auch atypische Depression).

Symptome
- Hypersomnie (gesteigertes Schlafbedürfnis)
- gesteigerter Appetit, oft auf Schokolade bzw. Süßes

Therapie
- Lichttherapie
- Supportive Psychotherapie
- Soziotherapie

Verlauf / Prognose
Suizidrisiko

1.6.3 Wochenbettdepression

Hier handelt es sich um depressive Störungen, die im zeitlichen Zusammenhang mit dem Wochenbett auftreten (per Definition in den ersten sechs Wochen nach der Geburt). Wenn wahnhaftes Erleben u.a. psychotische Symptomatiken auftreten, spricht man von einer Wochenbettpsychose.

Es ist anzunehmen, dass die mit dem Wochenbett zusammenhängende hormonelle Umstellung und die situativen Belastungen eine Rolle spielen.

In der Schwangerschaft sind Psychosen auffallend selten, im Wochenbett aber 10-mal häufiger als zu anderen Lebenszeiten der Frau. Wochenbettpsychosen liegen bei einer Inzidenz (Häufigkeit) von 0,4-2 %. Nahezu 50 % aller Wöchnerinnen leiden jedoch unter mehr oder weniger starken reaktiven Verstimmungen. Bei ebenfalls etwa 50 % aller Wöchnerinnen kommt es am 3. Tag nach der Entbindung zu einem so genannten Heultag, wobei dann die Frauen energielos sind und unter Konzentrationsstörungen leiden, insgesamt überempfindlich und weinerlich reagieren. Dies ist völlig normal – es sollte jedoch wieder aufhören. Wenn es anhält, psychotische Symptome oder Suizidgedanken aufkommen, handelt es sich um eine Wochenbettdepression.

Wochenbettdepressionen haben mit einer Häufigkeit von 10-15 % große Bedeutung in den Monaten nach der Entbindung. Hierbei handelt es sich meist um depressive Psychosen, deren Symptomatik z.T. aber auch schizoaffektiven Syndromen entspricht. Auch Psychosen mit schizophrener Symptomatik kommen im Wochenbett vor, selten auch organisch wirkende psychotische Zustände (delirantes Syndrom u.ä.).

Meist beginnen diese Psychosen in der ersten und zweiten Woche nach der Geburt. Sie dauern Wochen bis Monate und haben in der Regel eine günstige Prognose. Ein Teil der Frauen erkrankt jedoch erneut und dann oft wieder im Wochenbett. Es kann jedoch im weiteren Verlauf auch eine isoliert vom Wochenbett verlaufende Psychose auftreten.

Therapie
Je nach klinischem Bild analog der Therapie der Schizophrenie bzw. von affektiven Störungen.

Gefahr
Suizid, auch erweiterter Suizid (Mutter und Kind)

1.6.4 Involutionsdepression

Von einer Involutionsdepression spricht man, wenn eine zyklothyme Depression im Alter mit ausschließlich melancholischen Phasen auftritt. Den Gipfel der Involutionsdepressionbetroffenen findet man bei Frauen zwischen dem 50. und

60. und bei Männern zwischen dem 60. und 65. Lebensjahr. Bei Frauen sind sicher auch hormonelle Einflüsse (Wechseljahre) an der Depression beteiligt.

Hier ist die Suizidgefahr besonders groß – im höheren Alter auch als Bilanzsuizid.

Es findet sich eine häufige psycho- oder somatogene Auslösung.

Psychogene Auslöser

- Trennung vom Lebenspartner
- Bewältigung von Schwierigkeiten mit Kränkungen (z.B. Bilanzierungsfragen oder Altern als Kränkung)
- bevorstehendes Ausscheiden aus dem Berufsleben

Somatogene Auslöser

- Klimakterium

Alternative Therapien sind die kognitive Verhaltenstherapie, supportive und analytische Verfahren.

1.6.5 Larvierte Depression

Hier handelt es sich um eine zyklothyme Depression, bei der die depressive Verstimmung im Hintergrund steht. Deutliche vegetative Symptome und körpernahe Beschwerden wie Rücken- und Kopfschmerzen, Übelkeit, Erschöpfbarkeit und Schlafstörungen stehen im Vordergrund. Der Patient berichtet nicht über seine Stimmungsqualität. Antriebs- und Vitalstörungen sind häufig gut nachweisbar.

Patienten mit somatisiert-depressiver Symptomatik werden oft als somatisch krank fehldiagnostiziert. Die Patienten verlangen und erhalten oft übertriebene organmedizinische Untersuchungen (ohne internistischen Befund).

Die endogene Depression lässt sich wegen der vordergründigen körperlichen Symptome schwer erkennen, daher ist eine sehr genaue Exploration entscheidend für die richtige Therapie.

- Seit wann bestehen die Beschwerden?
- Durchschlafstörungen?
- Besteht ein phasenhafter Verlauf?

Vitalsymptome sind oft

- andauernde Müdigkeit und fehlende Erholung durch Schlaf
- Durchschlafstörungen
- Druckgefühl auf der Brust oder im Bauchraum
- zugeschnürte Kehle und Kloß im Hals
- schwerer Kopf und das Gefühl, als ob ein Reifen um den Kopf ist
- Beklemmungsgefühl und Unruhegefühl in Brust und Bauchraum

1.6.6 Endogene Depression und neurotische Depression

Einer neurotischen Depression liegt meist kein isolierter, aktueller Konflikt zugrunde, sondern eine bis in die frühe Kindheit zurückreichende, länger anhaltende Konfliktkonstellation. Dem psychodynamischen Erklärungsmodell zufolge liegen der neurotischen Depression meist Störungen in der oralen (1. Lebensjahr, Urvertrauen) oder in der analen Phase (2.-3. Lebensjahr, Reinlichkeitserziehung) zugrunde. Es besteht eine Regression oder Fixierung vorrangig auf die orale, manchmal auch auf die anale Phase. Der neurotisch Depressive lenkt Aggressionen auf sich, wenn er aggressive Gefühle einem anderen, an sich geliebten Menschen gegenüber nicht ertragen kann. Selbstmordimpulse sind aus psychoanalytischer Sicht Mordimpulse und Anklagen gegenüber anderen.

Der Verlust eines nahe stehenden Menschen löst eine Trauerreaktion als seelischen Prozess aus, der normalerweise langsam akzeptiert und verarbeitet (Trauerarbeit) wird. Bei einer Störung der Trauerreaktion spricht man von einer abnormen Trauerreaktion, die durch Einsamkeit, Selbstvorwürfe oder eine ambivalente Einstellung zum Toten begünstigt wird. Die abnorme Trauerreaktion ist eine spezielle Form der depressiven Neurose und heißt auch reaktive Depression.

Hier beobachtet man statt der normalen Trauerreaktion Versteinerung, Abkapseln und Verbitterung, aggressives Verhalten gegenüber der Umwelt und vegetative Symptome. Im höheren Lebensalter ist eine neurotische Depression eher unwahrscheinlich und es ist vorrangig an eine endogene Depression oder auch an einen Arzneimittelmissbrauch zu denken.

Gegenüberstellung von endogener und neurotischer Depression
- verlaufen beide phasenweise, keine Residuen (Überbleibsel der Krankheit)
- estitutio ad integro: Patient erholt sich wieder völlig
- psychotische Störung in Phasen bipolar (nur manisch oder nur depressiv)
- manische und depressive Phasen kommen vor: nach der Phase ist der Patient wieder normal, aber es kommt zu Rezidiven

Neurotische Depression	Endogene = psychotische Depression
○ schwerer Verlauf ○ Abendtief ○ andere Symptome ○ Verstimmtheit	○ monopolar oder bipolar ○ Phasen deutlich erkennbar ○ Morgentief ○ Gefühl der Gefühllosigkeit ○ hypomane Nachschwankungen nach depressiver Phase
○ Dysthymia: neurotische, depressive Verstimmung, die nach ICD 10 mindestens über zwei Jahre anhält; relativ leichter Verlauf	○ Cyclothymia: leichte depressive und manische Verstimmung

Abbildung 5:   Vergleich neurotische und endogene Depression

1.6.7   Dysthymia

Die Symptomatik ähnelt der depressiven Episode, ist jedoch nie so schwer. Die Symptomatik ist von wechselndem Ausprägungsgrad, es kommt nicht zu psychotischen Symptomen (v.a. kein Wahn), doch zu traurig gedrückter Stimmung.

Im Vordergrund steht eine Minderung von Interesse und Initiative!

Symptome
○ einförmige Denkinhalte
○ Grübelneigung, pessimistische Zukunftssicht
○ Ein- und Durchschlafstörungen
○ unspezifische körperliche Beschwerden

Die Symptomatik muss für die Diagnose nach ICD 10 über zwei Jahre bestehen und darf von einer normalen Stimmung nicht länger als zwei Monate unterbrochen werden.

Differenzialdiagnose
○ depressive Episode
○ organische Depression
○ Schizophrenie
○ Sucht

Vollständige Remission, **KEINE** bleibenden Persönlichkeitsveränderungen.

Zusammenfassung der depressiven Verstimmungen		
Psychogene Depression (zählt zu den Neurosen)	1. neurotische Depression = depressive Neurose 2. reaktive Depression = Anpassungsstörung 3. Erschöpfungsdepression	Charakteristisch ist hier im Gegensatz zu den endogenen Depressionen das Abendtief mit Einschlafstörungen.
Endogene Depression (gehört zu den affektiven Störungen)	1. Bipolar verlaufende Cyclothymie (mit Manie) 2. Unipolar verlaufende Cyclothymie 3. Involutionsdepression 4. Altersdepression 5. Wochenbettdepression 6. larvierte Depression	Die endogene Depression hat eine circadiane Rhythmik (tritt ca. alle 24 Stunden auf) und kann medikamenten-induziert sein. ***Symptome*** ○ Morgentief (Durchschlafstörung, Aufwachen 90 min vor Wecker, können nicht mehr schlafen, kommen aber auch nicht aus dem Bett) ○ REM Schlafphasen fehlen → keine Träume und hypomanische Nachschwankung. Schlafentzug als Therapie möglich!
Somatogene Depression (zählt zu den organisch begründbaren Psychosen)	1. Organische Depression bei Hirnabbau (z.B. Arteriosklerose) 2. Symptomatische Depression bei internistischen Krankheiten	Die organische Depression kann durch Medikamente oder Giftstoffe ausgelöst werden. Im ausgeprägten Stadium ist der Patient desorientiert und wacht nachts leicht auf (nach Organuhr, aber nicht für Amtsarzt).
SAD = saisonal abhängige Depression		Diese Erkrankung tritt bei geringer Sonnenbestrahlung auf, Lichttherapie hilft. Unbedingt im Anamnesegespräch von „normalen" Depressionen trennen.

Abbildung 6:   Zusammenfassung der depressiven Verstimmungen

Manie	Melancholie
○ Affektüberschuss ○ Beschäftigungsdrang ○ Gesteigerter Antrieb ○ Ideenflucht ○ Gehobene Stimmung	○ Depressive Phasen sind häufiger als manische Phasen ○ Herabgestimmt ○ Gefühl der Gefühllosigkeit ○ Angst ○ Formale (Verlangsamung) und inhaltliche Denkstörungen (Wahn) ○ Morgentief ○ Suizidgefahr ○ Am Ende: hypomane Nachschwankung

Abbildung 7: Zusammenfassung der depressiven Verstimmungen

Lernkontrolle 1

zur Vorbereitung auf die Amtsarztprüfung

1. Was bedeutet der Begriff „affektive Erkrankung"?
2. Wie lassen sie sich unterscheiden bzw. einteilen?
3. Was versteht man unter Morgentief?
4. Welche Beschwerden eines depressiven Patienten geben Ihnen Hinweise auf bestehende inhaltliche Denkstörungen?
5. Was versteht man unter dem nihilistischen Wahn?
6. Hilft es, den depressiven Patienten aufzufordern, er solle sich zusammenreißen?
7. Was ist eine hypomane Nachschwankung?
8. Was sind Leitsymptome der Manie?
9. Grenzen Sie die Dysthymia von anderen affektiven Störungen ab!
10. Muss für die Diagnosestellung einer Depression das Leitsymptom „traurige Verstimmung" vorhanden sein?
11. Welche psychiatrischen Besonderheiten birgt das Wochenbett?

Schreiben Sie hier Ihre Fragen zu diesem Kapitel auf!

Musterlösungen zur Lernkontrolle 1

1.   Was bedeutet der Begriff „affektive Erkrankung"?

Bei den affektiven Erkrankungen, die nach ICD 10 affektive Störungen genannt werden, handelt es sich um akute, chronische oder episodische Störungen des Affektes. Als Affekt wird die Grundstimmung bezeichnet, so dass es sich primär um Stimmungsstörungen handelt. Allerdings sind in der Regel auch Antrieb, Spontaneität, vegetative Funktionen und soziale Interaktion betroffen und es können gleichzeitig Störungen des inhaltlichen oder formalen Denkens und der Wahrnehmung bestehen. Die Betroffenen haben entweder einen gesteigerten oder einen gedrückten Affekt.

2.   Wie lassen sie sich unterscheiden bzw. einteilen?

Grundsätzlich lassen sich bei den affektiven Erkrankungen mit der Depression und der Manie zwei einander entgegengesetzte Pole ausmachen, je nachdem ob die Affektivität gesteigert oder gedrückt ist. Im Fall der Manie sind die Affekte extrem euphorisch und der Situation unangemessen, freudig erregt oder auch gereizt. Eine schwächere Form der Manie, die kürzer anhält und weniger ausgeprägte Symptome zeigt, wird als Hypomanie bezeichnet. Der Gegenpol ist die Depression, die durch eine übermäßig niedergeschlagene Stimmungslage mit Energielosigkeit gekennzeichnet ist. Eine bipolare Störung liegt vor, wenn beide Zustände abwechselnd auftreten. So unterscheidet man mit den Begriffen monopolar und bipolar, ob die Stimmungsauslenkung immer nur in eine Richtung oder in verschiedene Richtungen geht. Zudem differenziert man mit den Begriffen monophasisch und wiederkehrend, ob die Krankheit nur einmal oder mehrfach auftritt. Sowohl Depressionen als auch Manien können monophasisch oder wiederkehrend auftreten. Eine chronisch gedrückte Stimmungslage mit leichteren Schwankungen, die nicht das Ausmaß einer tatsächlichen Depression erreicht, wird als Dysthymie bezeichnet.

3.   Was versteht man unter Morgentief?

Das Morgentief ist ein typisches Symptom bei Depressionen. Ein Morgentief tritt nach dem Erwachen auf und hindert daran aufzustehen. Morgentief bedeutet, dass sich der Betroffene nach dem Erwachen besonders schlecht fühlt. Es stellt sich die Frage, wozu man aufstehen soll, alles erscheint sinnlos, die Kraft und der Antrieb fehlen, man fühlt sich trotz Schlaf nicht ausgeruht und somit steht man auch nicht auf. D.h. die depressiven Symptome sind morgens nach dem Erwachen am schlimmsten. Über den Tag bessert sich das Befinden oft, so dass die Depression am Abend fast „weg" sein kann.

4. Welche Beschwerden eines depressiven Patienten geben Ihnen Hinweise auf bestehende inhaltliche Denkstörungen?

Grübelzwang, Todesgedanken, Wahnideen, Schuld-, Versündigungs- und Verarmungswahn sowie hypochondrischer Wahn deuten auf eine inhaltliche Denkstörung bei Depressiven hin.

5. Was versteht man unter dem nihilistischen Wahn?

Beim nihilistischen Wahn, auch Cotard-Syndrom genannt, leugnet der Kranke als Resultat seiner empfundenen Leere die Existenz der eigenen Person und gegebenenfalls auch noch die Existenz der ihn umgebenden Welt.

6. Hilft es, den depressiven Patienten aufzufordern, er solle sich zusammenreißen?

Sprüche wie „Nun reiß dich mal zusammen!" sind für Depressive wenig hilfreich. So ein Spruch geht an der Wirklichkeit eines Depressiven völlig vorbei, da er nicht in Lage ist, ihn umzusetzen. Stattdessen wird nur das Gefühl verstärkt, dass tatsächlich etwas mit einem nicht stimmt. Depressionen sind Erkrankungen, zu deren Symptombild es gehört, dass man sich eben nicht „einfach mal zusammenreißen" kann, ebenso wenig wie ein Rollstuhlfahrer in der Lage ist, aufzustehen.

7. Was ist eine hypomane Nachschwankung?

Hypomanische Nachschwankungen sind leichte manische Phasen von kurzer Dauer, die häufig auf eine melancholische Phase folgen.

8. Was sind Leitsymptome der Manie?

Die Leitsymptome der Manie bestehen in gehobener Stimmung, Antriebssteigerung und Ideenflucht.

9. Grenzen Sie die Dysthymia von anderen affektiven Störungen ab!

Die Symptomatik der Dysthymia ähnelt der der depressiven Episode, ist jedoch nicht so schwer. Die Symptomatik ist von wechselndem Ausprägungsgrad, es kommt nicht zu psychotischen Symptomen wie Wahn, doch zu traurig gedrückter Stimmung. Im Vordergrund steht eine Minderung von Interessen und Initiative.

10. Muss für die Diagnosestellung einer Depression das Leitsymptom „traurige Verstimmung" vorhanden sein?

Mit der larvierten Depression gibt es die Ausnahme einer vegetativen Depression mit nahezu fehlender depressiver Verstimmung. Bei der larvierten Depression stehen körperliche Beschwerden wie Rücken- und Kopfschmerzen, Übelkeit, Erschöpfbarkeit und Schlafstörungen im Vordergrund.

11.   Welche psychiatrischen Besonderheiten birgt das Wochenbett?

Nahezu 50 % aller Wöchnerinnen leiden unter mehr oder weniger starken reaktiven Verstimmungen. Bei ebenfalls etwa 50 % aller Wöchnerinnen kommt es am 3. Tag nach der Entbindung zu einem so genannten Heultag, wobei dann die Frauen energielos sind und unter Konzentrationsstörungen leiden, insgesamt überempfindlich und weinerlich reagieren. Dies ist völlig normal – es sollte jedoch wieder aufhören. Wenn es anhält, psychotische Symptome oder Suizidgedanken aufkommen, handelt es sich um eine Wochenbettdepression.

Wochenbettdepressionen haben mit einer Häufigkeit von 10-15 % große Bedeutung in den Monaten nach der Entbindung. Hierbei handelt es sich meist um depressive Psychosen, deren Symptomatik z.T. aber auch schizoaffektiven Syndromen entspricht. Auch Psychosen mit schizophrener Symptomatik kommen im Wochenbett vor, selten auch organisch wirkende psychotische Zustände. Meist beginnen diese Psychosen in der ersten und zweiten Woche nach der Geburt. Sie dauern Wochen bis Monate und haben in der Regel eine günstige Prognose. Ein Teil der Frauen erkrankt jedoch erneut und dann oft wieder im Wochenbett.

Kapitel 2

Schizophrenie (ICD 10 F20)

2   Schizophrene Psychosen (ICD 10 F20)

Der Begriff der Schizophrenie (Spaltungsirresein) wurde 1911 von Bleuler etabliert und ersetzte den Begriff der Dementia praecox (vorzeitige Verblödung) von E. Kraepelin.

Die schizophrenen Psychosen gehören zur Hauptgruppe der endogenen Psychosen. Bei diesen Erkrankungen kommt es zum Auftreten charakteristischer, symptomatisch oft sehr vielgestaltiger psychopathologischer Querschnittsbilder mit:

- Wahn
- Halluzinationen
- formalen Denkstörungen
- Ich-Störungen
- Affektstörungen
- psychomotorischen Störungen

Die neueren Klassifikationssysteme verlangen eine bestimmte Mindesterkrankungsdauer. Schizophrenieartige Bilder, die dieses Kriterium nicht erfüllen, werden als schizophrenieforme Erkrankung klassifiziert. Vor der Diagnosestellung müssen immer organische Ursachen (exogene Psychosen) ausgeschlossen werden.

Fallbeispiel

Die Familienanamnese lässt eine eindeutige Belastung mit schizophrenen Psychosen mütterlicherseits erkennen. Der Vater des Patienten wirkt im Gespräch unauffällig, die Mutter fiel durch eine sehr starke emotionale Verhaltenheit auf.

Der jetzt 30-jährige Patient hatte eine durch Steißlage erheblich verlängerte Geburt und wurde schließlich per Kaiserschnitt entbunden. Die Sprachentwicklung war leicht verzögert, in der Schule fiel er durch eine gewisse Zappeligkeit und Unkonzentriertheit auf. Sonst fand eine normale Entwicklung statt. Es gab keine Intervention von Pädagogen oder Schulärzten. In der Grundschule und in den ersten Gymnasialjahren waren die Leistungen gut bis mittelmäßig, in den letzten Jahren des Gymnasiums begann ein Leistungsabfall. Der Patient war nicht mehr motiviert, für die Schule zu arbeiten und regelmäßig in die Schule zu gehen, er zog sich von den Klassenkameraden zurück und machte durch sein flegelhaftes Benehmen disziplinarischen Ärger. Er verschloss sich gegenüber seiner Familie, klagte über Müdigkeit und dass er keine Freude mehr an der Schule, an Freizeitaktivitäten und an Freunden habe. Er fühlt sich durch seine Eltern eingeengt mit wenig Freiraum für eigene Initiative, das Klima in der Familie empfindet der Patient als wenig herzlich.

Kurz vor dem Abitur nahmen die Auffälligkeiten deutlich zu – der Patient entwickelte unter anderem die Vorstellung, dass er von Gott ausersehen sei, die Menschheit zu erlösen, Kommunisten und Kapitalisten zusammenzuführen, Juden und Christen zu vereinen. Er ging, die Bibel in der Hand, auf öffentliche Plätze, um die Menschen anzusprechen und zu einem besseren Lebenswandel zu bewegen. Er wirkte dabei zum Teil sehr erregt und ließ die üblichen Umgangsformen außer Acht. Zeitweise wirkte er verzückt und berichtete über Erscheinungen von Jesus und Maria. Auch hörte er immer wieder Stimmen, die ihm Befehle unterschiedlicher Art gaben oder aber sich über ihn unterhielten, u.a. ob er erlöst werden oder verdammt werden solle. Er fühlte sich beobachtet von den Menschen, man tuschele über ihn und werfe ihm seltsame Blicke zu. Er fühlte sich dann einer Verfolgungsjagd ausgesetzt, die von mehreren Autos ausging. Sein Kopf war voll von Gedanken, die er nicht mehr ordnen konnte und er hatte das Gefühl, diese Gedanken seien ihm von einer fremden Macht eingegeben. Seine Mitmenschen konnten ihn immer schlechter verstehen, da seine Sprache in eigenartiger Weise ungeordnet und unzusammenhängend wurde.

In einem Zustand äußerster Erregung musste er in ein Krankenhaus gebracht werden. Unter der Therapie mit Neuroleptika klangen die akuten Symptome schnell ab.

Verdachtdiagnose: Patient mit schizophrener Psychose

Epidemiologie
Es gibt eine hohe Dunkelziffer und daher ungenaue Zahlen, doch es zeigt sich bei ca. 1 % der Bevölkerung im Leben ein schizophrener Schub. In allen Rassen und Kulturen kommt die Erkrankung gleich häufig vor, jedoch sind die Erscheinungsbilder von den soziokulturellen Gegebenheiten abhängig.

Frauen und Männer sind gleich häufig betroffen. Frauen begeben sich jedoch häufiger in ärztliche Behandlung. Der Manifestationsgipfel bei Frauen liegt zwischen dem 25.-35. Lebensjahr, bei Männern zwischen dem 15.-25. Lebensjahr. Ein Beginn im Kindesalter ist sehr selten.

Wichtige Zahlen für die Prüfung (bitte auswendig lernen)
- Prävalenz 0,8-1 %
- Männer und Frauen sind gleich häufig betroffen
- vergleichbare Häufigkeit in allen Teilen der Welt
- Haupterkrankungsalter zwischen der Pubertät und dem 30. Lebensjahr, Männer im 15.-25. Lebensjahr, früher als Frauen (25.-35. Lebensjahr)
- nach dem 40. Lebensjahr „Spätschizophrenie"
- ab dem 60. Lebensjahr Altersschizophrenie (gute Prognose)

Häufigkeit schizophrener Psychosen in den Familien von schizophren Erkrankten:

○ Eltern: 5-10 %
○ Geschwister und Kinder: 10-15 %
○ Kinder, bei denen beide Eltern schizophren sind: 50 %
○ Zwillinge erkranken zu 80 % konkordant → „Schizophrenie-Gen"

Ätiologie

Eine einzige Ursache für die Schizophrenie konnte nicht gefunden werden, so gibt es mehrere ursächliche Faktoren (multifaktorielle Genese). Dabei ist zwischen Ursache und Auslöser der Krankheit zu unterscheiden. Die Erkrankung Schizophrenie ist zu komplex und zu vielschichtig für eine eindimensionale Theorie.

Die verschiedenen Faktoren sind:

○ **genetisch:** Zwillingsstudien (siehe oben) erklären nicht alles, auch das Milieu scheint wichtig, da adoptierte Kinder schizophrener Eltern ein vergleichbares Erkrankungsrisiko aufweisen wie die leiblichen Kinder
○ **biochemisch:** zu viel Dopamin → Wirkmechanismus der Neuroleptika
○ **psychosozial:** familiäre Struktur mit High Expressed Emotions (= emotionale Überbetroffenheit, Überbehütung und Bevormundung oder unterbewusste Ablehnung des Betroffenen) mit dominanten, over-protecting Müttern fördern offensichtlich den Ausbruch der Krankheit. Gleiches gilt für Belastungs- und Entlastungssituationen; double-Botschaften von Bezugsperson an Kind
○ **psychoanalytisch:** Störung der Ich-Bildung (orale Phase), Persistieren der Mutter-Kind-Symbiose
○ **Kretschmer:** Leptosome gefährdeter als Pykniker
○ **soziogenetisch:** broken home (umstritten)

2.1   Schizophrenes Syndrom

Das schizophrene Syndrom kann nur nach Ausschluss von körperlich begründbaren Störungen als Diagnose aufgrund der vorliegenden Symptome gestellt werden. Die ICD 10 fordert für die Diagnose Schizophrenie mindestens ein eindeutiges Symptom der Gruppe 1-4 oder zwei Symptome der Gruppe 5, die über mindestens einen Monat bestanden haben müssen.

○ **Gruppe 1:** Gedankenlautwerden, -eingebung, -entzug, -ausbreitung
○ **Gruppe 2:** Kontroll- und Beeinflussungswahn; Gefühl des Gemachten; Wahnwahrnehmungen, dialogische oder kommentierende Stimmen, Stimmen aus einem Körperteil, bizarrer, unrealistischer Wahn
○ **Gruppe 3:** sonstige anhaltende Halluzinationen jeder Sinnesmodalität, begleitet von Wahn oder überwertigen Ideen
○ **Gruppe 4:** Gedankenabreißen, Zerfahrenheit, Danebenreden, Neologismen

○ **Gruppe 5:** katatone Symptome, negative Symptome wie Apathie, Sprachverarmung, verflachte oder inadäquate Affekte, begleitet von sozialem Rückzug

2.2 Erläuterung nach Bleuler und Schneider

Nicht alle Symptome müssen gleichzeitig vorhanden sein. Vielmehr zeigen bestimmte Schizophrenieformen charakteristische Symptomkombinationen. Kurt Schneider und Eugen Bleuler haben die Symptome in Grund- und akzessorische Symptome bzw. Symptome ersten und zweiten Ranges eingeteilt.

Eugen Bleuler (1911) unterschied Grundsymptome (grundlegend und charakteristisch für die Erkrankung) und akzessorische Symptome (passager und komplizierend auftretend). Die akzessorischen Symptome sind nicht spezifisch und spielen für die Diagnosefindung eine untergeordnete Rolle.

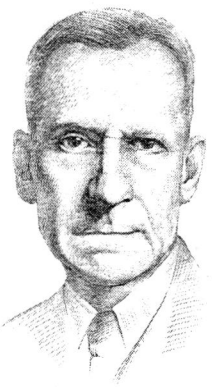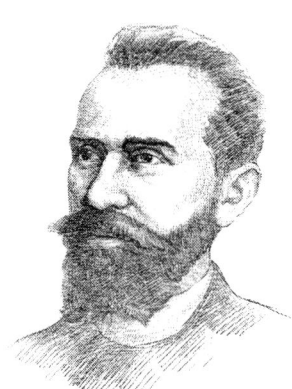

Kurt Schneider und Eugen Bleuler

Grundsymptome
○ Störung der Assoziation
○ Störung der Affekte
○ Ambivalenz
○ Autismus

Akzessorische Symptome
○ Halluzinationen
○ Katatonie

Die Symptome nach Bleuler gelten heute noch für die Diagnosestellung der Schizophrenia simplex (chronische Form).

2.2.1 Grundsymptome nach Bleuler

Störung der Assoziation
Die Störung der Assoziation ist eine formale Denkstörung. Sie besteht in Zerfahrenheit (scheinbar zusammenhangloses Denken), der Bildung von Neologismen (Wortneuschöpfungen), der Kontamination und Sperrung des Denkens und Gedankenabreißen.

Störung der Affekte
Instabilität der Affekte sind Ängste und Parathymien (= Affekt passt nicht zur Stimmung, inadäquater Affekt)

Ambivalenz

Ambivalenz ist ein beziehungsloses Nebeneinanderbestehen unvereinbarer Erlebnisqualitäten. Sie bedeutet auch die Entscheidungsunfähigkeit und den Verlust der emotionalen Schwingungsfähigkeit.

Autismus

Der autistische Patient hat einen mangelnden emotionalen Kontakt. Er zieht sich in sich selbst zurück und lebt in völliger Abkapselung von der Außenwelt.

2.2.2 Akzessorische Symptome nach Bleuler

Wahn

Halluzinationen treten oft mit einem Wahn zusammen auf, wobei die Halluzinationen im Sinne eines Erklärungswahns verarbeitet werden.

Halluzinationen

Am häufigsten treten bei der Schizophrenie akustische Halluzinationen auf. Sie können sich äußern als

- dialogische Stimmen (in Form von Rede und Gegenrede)
- kommentierende Stimmen, die die eigene Handlung begleiten
- befehlende (imperative) Stimmen
- Gedankenlautwerden, der Patient hört seine eigenen Gedanken

Katatonie

Katatonie ist eine psychomotorische Störung, bei der der Patient sich kaum bewegt (Stupor) und auch nicht spricht (Mutismus), oder Katalepsie, bei der unbequeme Körperhaltungen unnatürlich lange beibehalten werden.

Katatonie äußert sich auch als katatone Erregung mit ...

- starker motorischer Unruhe
- z.T. stereotypen Bewegungsabläufen
- Schreien, Grimassieren bis zum Erregungssturm (Raptus)
- Negativismus (Widerstand gegen Aufforderungen und gegenteilige Reaktion) und/oder Befehlsautomatie (automatenhaftes Ausführen des Verlangten)

2.2.3 Symptome nach Kurt Schneider

Nach Kurt Schneider liegt bei Vorhandensein von Symptomen ersten Ranges und nach Ausschluss einer organischen Psychose eine Schizophrenie vor. Ein gehäuftes Auftreten von Symptomen zweiten Ranges erlaubt ebenfalls die Diagnose.

Symptome ersten Ranges

- Ich-Störungen
- Gedankeneingebung, Gedankenlautwerden, Gedankenbeeinflussung
- Wahnwahrnehmung

○ Stimmenhören in Form von Rede und Gegenrede
○ Beeinflussungserlebnisse

Symptome zweiten Ranges
○ Wahneinfall
○ Halluzinationen
○ Gefühlsverarmung
○ Verstimmung

Erster Rang

Ich-Störungen
Bei einer Ich-Störung wird eigenes seelisches Erleben als von außen gelenkt und nicht mehr der eigenen Person zugehörig erlebt.

Gedankeneingebung/-lautwerden/-beeinflussung
Gedanken werden von außen gemacht (z.B. fühlen die Patienten sich hypnotisiert), der Patient hört seine eigenen Gedanken.

Wahnwahrnehmung
Eine reale Wahrnehmung wird im Sinne des Wahns umgedeutet. Ein Patient sieht z.B., dass ein Zaun gestrichen wird, und deutet das als Zeichen höherer Mächte an ihn.

Stimmenhören in Form von Rede und Gegenrede
Akustische Halluzinationen, bei denen die halluzinierenden Stimmen nicht mit dem Patienten, sondern über ihn sprechen, sind ein starkes Indiz für eine Schizophrenie.

Beeinflussungserlebnisse
Die Patienten fühlen sich bestrahlt, elektrisiert.

Zweiter Rang

Wahneinfall
Er entsteht aus dem Nichts und es kommt plötzlich zu einem Wahn oder zur Wahnidee. Ein Patient wacht früh auf und weiß, er ist der 2. Messias u.ä.

Halluzinationen
Bei der Schizophrenie sind die Halluzinationen nicht-akustisch. Es kommen vor allem Geruchs- und Geschmackshalluzinationen (olfaktorische) vor. Die Patienten fühlen sich vergiftet!

Verstimmung
Der Patient hat z.B. Ambivalenzen, läppisches oder distanzloses Verhalten, inadäquate Affekte.

2.3   Klinische Subtypen

Entsprechend der klassischen Einteilung ergeben sich vier klinische Hauptformen:

- Schizophrenia simplex
- hebephrene Form
- katatone Form
- paranoid-halluzinatorische Form

Und vier weitere Unterformen:
- schizophrenes Residuum
- postschizophrene Depression
- Koästhetische Form
- Mischformen

Die einzelnen Formen stehen nicht immer isoliert nebeneinander, sondern gehen oftmals fließend ineinander über. Das bedeutet, dass sich keine strenge Trennung der einzelnen Syndrome vornehmen lässt. Es sind vielfache Übergänge und das Auftreten mehrerer Unterformen im Krankheitsverlauf der Betroffenen möglich. Uncharakteristische akute Syndrome werden in der ICD 10 als „undifferenzierte Schizophrenie" bezeichnet.

2.3.1   Schizophrenia Simplex

Bei der Schizophrenia Simplex kommt es zu einem schleichenden Beginn mit insgesamt schlechter Prognose. Im Vordergrund stehen ein absonderliches Verhalten und häufig ein Knick in der Lebenslinie. Man erkennt die Erkrankung oft erst durch ein Nachlassen beruflicher Leistungen und durch den Verlust zwischenmenschlicher Beziehungen sowie durch eine Persönlichkeitsveränderung. Wahn und Halluzinationen sowie andere schizophrene Symptome fehlen oft oder sind nur schwach vorhanden. Im Vordergrund stehen schizophrene Grundsymptome nach Bleuler. Verschrobenheit und autistisches Verhalten nehmen zu. Die Diagnose ist nur schwer zu stellen und ergibt sich erst aus einem längeren Verlauf. Dadurch ist der Zerfall der Persönlichkeit meist weit fortgeschritten. Sie tritt meist in jüngeren Jahren auf.

Symptome
- schleichender Beginn, chronischer Verlauf
- ohne auffällige produktive Symptomatik
- vorwiegend Antriebsdefizit, Initiativeverlust, Mangel an Aktivität und Vitalität
- Knick in der Lebenslinie
- öfter Übergang in Residualzustände
- Zerfall der Persönlichkeit schließlich sehr deutlich

2.3.2 Hebephrene Form

Bei der hebephrenen Form kommt es auch zu einem schleichenden Beginn, jedoch im Jugendalter, mit eher ungünstiger Prognose. Typisch ist der Beginn in der Adoleszenz bzw. im frühen Erwachsenenalter verbunden mit einem Leistungsknick. In den Vorstadien findet oft in inadäquater Weise die Beschäftigung in Bereichen wie Religion, Philosophie, Esoterik und Parapsychologie statt. Im Vordergrund stehen Affektveränderungen (inadäquater Affekt, affektive Verflachung oder Enthemmung, gelegentlich Aggressionen mit Wutausbrüchen) und formale Denkstörungen. Wahn und Halluzinationen sind eher im Hintergrund.

Hauptmerkmale sind formale Denkstörungen (vor allem zerfahrenes Denken) sowie ein flacher, läppischer, unbeständiger Affekt. Nebenmerkmale sind eine absonderliche Mimik (Grimassieren) und Gestik mit Manierismen und hypochondrischer Tendenz sowie Neigungen zum sozialen Rückzug.

Der Krankheitsbeginn fällt zeitlich mit der Pubertät zusammen – eine Abgrenzung zwischen normalem „Durch-den-Wind-sein" und einer beginnenden Hebephrenie ist schwierig. Prognostisch ist die hebephrene Form durch die Minussymptomatik eher ungünstig, sodass oft erst eine späte Diagnose und Therapie stattfindet.

Symptome
- ◎ **Affektive Störungen**: läppische Gestimmtheit, Affektinkontinenz, Grimassieren, Faxen, Manierismen
- ◎ **Kontaktstörungen:** Rückzug, Beziehungslosigkeit, auch Enthemmung
- ◎ **Denkstörungen:** abschweifend, zerfahren, konfus, häufig Wahnvorstellungen

2.3.3 Katatone Form

Der Beginn liegt häufiger im jungen Erwachsenenalter mit oft plötzlicher Manifestation der Erkrankung und eher günstiger Prognose.

Bei der katatonen Form steht im Vordergrund eine ausgeprägt psychomotorische Veränderung mit Stupor, Negativismus, Sperrung, Mutismus, Erregung, Haltungsverharren mit raschem Wechsel zwischen gegensätzlichen psychomotorischen Zuständen.

Nebenmerkmale dieser Form sind Stereotypen, Flexibilitas cerea, Befehlsautomatie, Echopraxie, Echolalie, Katalepsie und Manierismen. Man beobachtet auch häufig Wahnerscheinungen und Halluzinationen. Spricht der Patient auf Neuroleptika gut an und hat eine ausgeprägte Plussymptomatik, ist die Prognose gut.

Eine Sonderform ist die perniziöse Katatonie als maximale Steigerung der katatonen Form. Bei dieser Form besteht akute Lebensgefahr mit hochgradigen

Erregungszuständen, hohem Fieber, Gefahr des Nierenversagens, Kreislaufstörungen, Tendenz zur Selbstvernichtung und schwerer Aggressivität. Gelegentlich zeigt sich diese Form auch in maximalem Stupor bei stark erhöhtem Muskeltonus und erheblicher innerer Gespanntheit im Sinne einer stillen Erregung. Bei Nichtwirken von Neuroleptika ist dies eine Indikation für die Elektrokrampftherapie. Eine ausreichende Flüssigkeitszufuhr ist wichtig!

Symptome eines katatonen Stupor

- Erstarren mit Katalepsie
- Haltungsstereotypien
- Mutismus
- Flexibilitas cerea (wächserne Biegsamkeit, Patient kann wie eine Puppe in Haltung gebogen werden und bleibt so)

Symptome der katatonen Erregung

- Toben
- Schreien
- Bewegungssturm mit starker motorischer Aktivität
- Aggressivität
- Eigen- und Fremdgefährdung

2.3.4   Paranoid-halluzinatorische Form

Im Vordergrund stehen Wahnideen oft begleitet von Halluzinationen, meist in akustischer Form. Meist beginnt sie im mittleren Alter. Der Erkrankungsgipfel liegt im 4. Lebensjahrzehnt. Die Prognose ist aufgrund der produktiven Symptomatik relativ gut.

Wahnideen tendieren in Richtung Größenwahn, Verfolgung, Hypochondrie und Eifersucht. Die Wahngebäude sind im Gegensatz zu affektiven Störungen mystisch und bizarr anmutend.

Der Beginn kann akut oder schleichend sein. Die Persönlichkeitsveränderungen sind meist geringer als bei der Schizophrenia simplex oder der Hebephrenie und die Persönlichkeit bleibt bei einem späten Beginn überwiegend intakt. Es handelt sich um die häufigste Form der Schizophrenie.

Symptome

- Wahnwahrnehmungen
- Beziehungswahn (Beziehungsideen), Verfolgungswahn, koenästhetischer Wahn, manchmal systematisierter Wahn
- akustische Halluzinationen in Form von bedrohenden und imperativen Stimmen (gelegentlich Ausführung von akustisch halluzinierten Befehlen), auch Akoasmen
- sonstige Halluzinationen: Geruchs-, Geschmacks-, sexuelle oder andere Körperhalluzinationen, selten optische Halluzinationen

○ Ich-Störungen (Gefühl des Gemachten)
○ Bei abklingendem Schub allmähliche Distanzierung von den Wahninhalten, häufig erhebliche Ambivalenz gegenüber dem Wahn

2.3.5 Schizophrenes Residuum

Das schizophrene Residuum ist die chronische Form einer Schizophrenieform, bei der die typischen Symptome der akuten Phase ihre Schärfe verloren haben oder aber nicht mehr existieren. Im Vordergrund stehen oft negative (Minus-) Symptome, die meist irreversibel sind. Es besteht eine mehr oder weniger starke Veränderung der Persönlichkeit (sozialer Rückzug, abgestumpfter und inadäquater Affekt) mit noch vorhandenen oder fehlenden psychotischen Symptomen.

Der ICD-10 zählt folgende Negativsymptome auf:

○ psychomotorische Verlangsamung
○ verminderte Aktivität
○ Affektverflachung
○ Passivität und Initiativemangel
○ qualitative und quantitative Sprachverarmung
○ geringe nonverbale Kommunikation durch Gesichtsausdruck, Blickkontakt, Modulation der Stimme und Körperhaltung
○ Vernachlässigung der Körperpflege
○ nachlassende soziale Leistungsfähigkeit

2.3.6 Postschizophrene Depression

Die postschizophrene Depression ist unter Umständen eine länger anhaltende depressive Episode, die im Anschluss an eine schizophrene Krankheit auftritt. Zwar sind positive oder negative schizophrene Symptome noch vorhanden, doch beherrschen sie das klinische Bild nicht mehr. Die depressiven Zustände sind mit einem erhöhten Suizidrisiko verbunden.

2.3.7 Koästhetische Form

Halluzinatorische Körpermissempfindungen stehen hier ganz im Vordergrund oder sind isoliert vorhanden. Im Allgemeinen hat der Patient einen langsamen progredienten und therapeutisch oft nur schwer beeinflussbaren Verlauf. Wichtig ist bei den Körpermissempfindungen das Gefühl des von außen Gemachten.

Im Vordergrund stehen vielfältige Koenästhesien:

○ abstruse Leibgefühlsstörungen, z.B. Gefühl der Organschrumpfung
○ Körperhalluzinationen (z.B. Gefühl, innerlich zu verbrennen)

2.3.8 Mischformen

Die schizophrenen Mischformen gehören formal zu den sonstigen wahnhaften Störungen und heißen im ICD 10 psychotische Störungen. Zu den Mischformen zählen:

- **Schizo-affektive Psychose**: manisch / depressiv / Denkstörungen, von allem ein bisschen und mindestens zwei Wochen anhaltend
- **Akute schizophrenieforme Störung**: Patient ist an sich arbeitsfähig, er ist nur während des akuten Geschehens für ca. drei Wochen außer Gefecht, Symptome ähnlich der Schizophrenie, aber schwacher Verlauf
- **Akute polymorphe psychotische Störung**: akut, sieht verschieden aus, extreme Wahn- und Halluzinationssymptomatiken, sehr schnelle Entwicklung, hochakut, wechselnde Symptome

2.4 Differenzialdiagnose

Um die Prognose einer schizophrenen Erkrankung zu verbessern, ist es notwendig, die Krankheit frühzeitig zu diagnostizieren. Jedoch wird vor einer leichtfertigen Diagnose „Schizophrenie" gewarnt.

Nach Ausschluss von körperlich begründbaren psychischen Störungen wird die Diagnose aufgrund der Symptome und des Verlaufs gestellt.

Es gibt keine eindeutigen Marker und keine eindeutigen Tests!
Besonders die Grundsymptome der Schizophrenie (siehe Symptome nach Bleuler und Kurt Schneider) führen meist zur richtigen Diagnose, da sich diese in ihrer typischen Ausprägung nur selten bei anderen Psychosen zeigen.

Diese Symptome sind Störungen von:

- Denken
- Affektivität
- Aufmerksamkeit
- Sozialverhalten

Dabei steht das zerfahrene Denken an erster Stelle, Störungen des Gedächtnisses stehen nicht an erster Stelle. Allein Wahn, Halluzinationen und Katatonie (akzessorische Symptome) können die Diagnose nicht begründen.

Die Symptome ersten Ranges von Kurt Schneider sind sehr wichtig für die Diagnosestellung, aber nicht zwingend beweisend. Wenn eines oder mehrere dieser Symptome nach Ausschluss einer exogenen Psychose beim Patienten festgestellt werden, erlauben sie mit hoher Wahrscheinlichkeit die Diagnose Schizophrenie.

Viele schizophrene Symptome können auch bei anderen Erkrankungen, vor allem bei exogenen Psychosen vorkommen. Bei einer früheren organischen

Hirnschädigung sollte keine Schizophrenie diagnostiziert werden – besser ist es hier, von einer „organischen Psychose mit schizophrenieähnlicher Symptomatik" zu sprechen.

Differenzialdiagnose

- affektive Psychosen
- organische Psychosen
- schwere neurotische Störungen
- psychotische Syndrome bei Suchterkrankungen
- funktionelle Wahnerkrankungen und Persönlichkeitsstörungen (schizotype, Borderline, Schizoide, paranoide Persönlichkeitsstörung)
- schizophrenieforme Störungen, die schnell abklingen, Dauer < 1 Monat

2.5   Prognose

Häufig beginnt ein schizophrener Schub mit uncharakteristischen Syndromen, die entweder nur vorübergehend bestehen oder in die Psychose übergehen (Prodromi). Zu Beginn der Erkrankung steht oft ein bis zu diesem Zeitpunkt ungewohntes Verhalten, ein uncharakteristisches Vorstadium über Monate oder Jahre, in dem der Kranke einfach „komisch" ist. Die Kranken sind empfindlich und reizbar. Bei chronischem Verlauf versanden die Interessen und menschlichen Bindungen. Bei akutem Beginn kommt es zu einem Knick in der Lebenslinie. Es besteht in der Regel keine Krankheitseinsicht. Daher spricht man auch von einer „doppelten Buchführung", weil der Wahnkranke es einerseits von sich weisen würde, krank zu sein, er aber gleichzeitig einen Arzt aufsucht, der für die Behandlung von Krankheiten zuständig ist.

Der akute Beginn ist häufiger. Nur in ca. 30 % der Fälle findet sich der schleichende Beginn über Jahre.

Oft geht der Erkrankung ein Stadium mit diffusen Ängsten und/oder Zwängen voraus.

Häufige **Symptome im Vorfeld** sind auch:

- Misstrauen
- Wahnstimmung
- Entfremdungserlebnisse
- Schlafstörungen

Der Verlauf wird überwiegend von der Intensität der Initialbehandlung bestimmt, und ob nach dem Abklingen des akuten Schubs sozio- und psychotherapeutische Hilfe neben der Medikation gewährt wird (hier kann der HP, in Absprache mit dem behandelnden Psychiater, begleitend und unterstützend arbeiten). Ob eine Remission stabil bleibt, hängt auch von den Lebensumständen und den zwischenmenschlichen Beziehungen des Kranken ab.

Nach dem ersten Schub kann die Erkrankung unterschiedliche Verläufe zeigen, bei ca. 30 % der Patienten bleibt es bei dem ersten Schub (unter Medikation!!!!).

Langzeitstudien führten zur Drittelregelung

- 1/3 heilen folgenlos aus
- 1/3 haben Rückfälle mit leichten Residuen
- 1/3 haben schwere Dauerdefekte

Schizophrene Schübe dauern durchschnittlich drei Monate. Nach wiederholten Schüben verändert sich die Persönlichkeit, auch weil der Kranke in ständiger Angst vor dem nächsten Schub lebt.

Günstigere Prognose bei:

- akutem Einsetzen der Psychose
- starker affektiver Beteiligung
- Nachweis einer auslösenden Lebenssituation
- vorherige gute soziale Integration
- vorhandenes soziales Netz (Arbeitsplatz)
- frühzeitige Therapie

Ungünstigere Prognose bei:

- langsam, schleichendem Beginn
- kein Auslöser nachzuweisen
- schlechte soziale Integration und/oder fehlendes soziales Netz
- zu starke kontroverse Emotionen begünstigen Rezidive (Kontraindikation für aufdeckende, konfrontierende Therapieverfahren)

Die Suizidrate ist im gesamten Verlauf mit ca. 5-10 % sehr hoch. Bei Verdacht auf Suizidalität liegt eine Eigengefährdung und damit eine Indikation für eine Zwangseinweisung vor!

Im Alter besteht die Tendenz zur Abschwächung und Milderung der Erkrankung.

Die Symptome werden in positive (produktive, auch Plussymptomatik) und negative (verminderte, auch Minussymptomatik) unterteilt. Bezüglich der Therapie und der Prognose ist diese Unterteilung wichtig – generell sind Positivsymptome besser zu behandeln und haben eine bessere Prognose.

Einteilung der Schizophrenie in Positiv- und Negativsymptomatik
Positivsymptomatik

Positivsymptome sind ein Mehr an Erleben im Vergleich zum Gesunden dazu zählen:

- Halluzinationen
- Wahn
- Denkzerfahrenheit
- Erregtheit
- bizarres Verhalten
- Katalepsie

Negativsymptomatik

Negativsymptome geben einen Mangel an normalem Fühlen und Erleben wieder.

- Antriebsmangel
- Aktivitätsverlust
- Affektverflachung
- Ausdrucksarmut
- Sprachverarmung

Verlauf

Beginn

- akut oder schleichend, oft bei schleichendem Beginn vorher Wahnstimmung, diffuse, unheimliche Vermutungen, Schlafstörungen
- oft Konzentrationsstörungen, vages Denken, Antriebsminderung, Verstimmung und Leistungsinsuffizienz

Verlauf

- kontinuierlich oder schubweise möglich

Ausgang

- vollständige Remission nach einmaliger Erkrankung, episodisch vollständig remittierend, aber auch stabiler oder sogar zunehmender Residualzustand

Stadien der Schizophrenie nach Conrad

Trema (Lampenfieber)
- Unruhe
- Misstrauen
- Stimmungsveränderungen

Apophänie (Offenbarung)
- Wahnwahrnehmungen
- Entfremdungserlebnisse

- Aufbau einer Wahnwelt
- Gedankenlautwerden
- Gedankenausbreiten
- wahnhaftes Körpererleben
- Ich-Erleben im Mittelpunkt der Welt

Apokalyptik (Weltuntergang)

- Lockerung der Zusammenhänge
- Überflutung durch fremde Wesenseigenschaften
- Zerfall von Sprache und Denken
- Wahnchaos und Halluzinationen

Terminales Stadium

- katatone Symptomatik

Konsolidierung

- ggf. mit Residualzustand
- Wiedererlangen der Realität
- u.U. Weiterbestehen eines Residualwahns

Die Stadien können, müssen aber nicht alle durchlaufen werden.

Therapie

- Neuroleptika, evtl. Kombination zwischen nieder- und hochpotenten Neuroleptika
- Elektrokrampftherapie: immer in Kurznarkose mit Muskelrelaxation, bei schweren therapieresistenten Verläufen und perniziöser Katatonie

Therapeutische Maßnahmen

- stützende Gesprächstherapie
- keine aufdeckenden, konfrontierenden Verfahren!
- Psychoedukation: Information über die Krankheit
- Verhaltenstherapie: Token-Programme, Tagespläne
- evtl. Musik- und Ergotherapie
- Angehörigenarbeit
- Behandlungssituationen möglichst wohnortnah: Tageskliniken, therapeutische Wohngemeinschaften, beschützte Arbeitsplätze, Patientenklubs, Angehörigengruppen, Heime

Das Prinzip für die Therapie ist:

Belastung dosieren – eine Überforderung kann zum Schub und zum Suizid führen!

Lernkontrolle 2

zur Vorbereitung auf die Amtsarztprüfung

1. Stellen Sie die Klassifikationsmodelle zur Schizophrenie von Schneider und Bleuler dar!

2. Bitte geben Sie Beispiele für Plus- und Minussymptomatiken bei der Schizophrenie!

3. Welche typischen formalen Denkstörungen treten bei der Schizophrenie auf?

4. Welche Sinnestäuschungen sind typisch für die Schizophrenie?

5. Was sind Vorzeichen einer Schizophrenie?

6. Welche Wahnthemen finden sich bei der Schizophrenie?

7. Was können Sie zur Epidemiologie der Schizophrenie sagen?

8. Welche Unterformen unterscheidet man? Charakterisieren Sie diese möglichst kurz!

9. Was ist ein schizophrenes Residuum?

10. Was können Sie zum Krankheitsverlauf bei Schizophrenie sagen?

Schreiben Sie hier Ihre Fragen zu diesem Kapitel auf!

Musterlösungen zur Lernkontrolle 2

1.   Stellen Sie die Klassifikationsmodelle zur Schizophrenie von Schneider und Bleuler dar!

Kurt Schneider differenziert die Symptome der Schizophrenie in Symptome ersten und zweiten Ranges. Danach sind die Symptome ersten Ranges besonders bedeutend für die Diagnose von Schizophrenie. Doch kann Schizophrenie auch vorhanden sein, wenn keines der Symptome ersten Ranges erkennbar ist. In den Symptomen zweiten Ranges sind alle anderen Erscheinungen zusammengefasst, die bei Schizophrenie vorkommen können. Ihr Gewicht für die Diagnose ist somit geringer. Zu den Symptome ersten Ranges zählen die Ich-Störungen, Gedankeneingebung, Gedankenlautwerden, Gedankenbeeinflussung, Wahnwahrnehmung, Stimmenhören in Form von Rede und Gegenrede sowie Beeinflussungserlebnisse. Symptome zweiten Ranges sind Wahneinfall, Halluzinationen, Gefühlsverarmung und Verstimmung.

Eugen Bleuler unterschied die Grundsymptome von den akzessorischen Symptomen. Die Grundsymptome, die grundlegend und charakteristisch für die Erkrankung sind, bestehen in der Störung der Assoziation, Störung der Affekte, Ambivalenz und Autismus. Die akzessorischen Symptome sind nicht spezifisch, eher komplizierend auftretend und spielen für die Diagnosefindung eine untergeordnete Rolle. Hierzu zählen Halluzinationen und Katatonie.

2.   Bitte geben Sie Beispiele für Plus- und Minussymptomatiken bei der Schizophrenie!

Die Plussymptomatik wird auch Positivsymptomatik genannt und bezeichnet ein Mehr an Erleben im Vergleich zum Gesunden. Zur Plussymptomatik bei Schizophrenie zählen Halluzinationen, Wahn, Denkzerfahrenheit, Erregtheit, bizarres Verhalten und Katalepsie.

Negativsymptom ist ein anderes Wort für Minussymptomatik, wodurch ein Mangel an normalem Fühlen und Erleben bezeichnet wird. Hier zu zählen Antriebsmangel, Aktivitätsverlust, Affektverflachung, Ausdrucksarmut, Sprachverarmung.

3.   Welche typischen formalen Denkstörungen treten bei der Schizophrenie auf?

Typisch für die Schizophrenie sind zerfahrenes Denken, Störung der Assoziation und Sperrung des Denkens oder Gedankenabreißen.

4. Welche Sinnestäuschungen sind typisch für die Schizophrenie?

Am häufigsten treten bei der Schizophrenie akustische Halluzinationen auf. Sie können sich äußern als dialogische Stimmen in Form von Rede und Gegenrede, kommentierende Stimmen, die die eigene Handlung begleiten, befehlende Stimmen sowie Gedankenlautwerden, wobei der Patient seine eigenen Gedanken hört. Außerdem können optische Halluzinationen, Geruchs- und Geschmackshalluzinationen sowie Körperhalluzinationen auftreten.

5. Was sind Vorzeichen einer Schizophrenie?

Häufig geht der Schizophrenie ein Stadium mit diffusen Ängsten oder Zwängen voraus. Häufige **Symptome im Vorfeld** der Krankheit sind Misstrauen, Wahnstimmung, Entfremdungserlebnisse und Schlafstörungen.

6. Welche Wahnthemen finden sich bei der Schizophrenie?

Fast alles kann zum Wahn werden. Typische Beispiele sind Verfolgungswahn, Vergiftungswahn und Größenwahn.

7. Was können Sie zur Epidemiologie der Schizophrenie sagen?

Es gibt eine hohe Dunkelziffer an Kranken und daher ungenaue Zahlen. Bei etwa 1 % der Bevölkerung zeigt sich im Leben ein schizophrener Schub. In allen Völkern und Kulturen kommt die Erkrankung gleich häufig vor, jedoch sind die Erscheinungsbilder von den soziokulturellen Gegebenheiten abhängig.

Frauen und Männer sind gleich häufig betroffen. Frauen begeben sich jedoch häufiger in ärztliche Behandlung. Der Manifestationsgipfel bei Frauen liegt zwischen dem 25. und 35. Lebensjahr, bei Männern zwischen dem 15. und 25. Lebensjahr. Ein Beginn im Kindesalter ist sehr selten.

8. Welche Unterformen unterscheidet man? Charakterisieren Sie diese möglichst kurz!

Zu den Unterformen zählen die paranoide Schizophrenie, hebephrene Schizophrenie, katatone Schizophrenie, undifferenzierte Schizophrenie, postschizophrene Depression, schizophrenes Residuum und Schizophrenia simplex.

Bei der paranoid-halluzinatorischen Schizophrenie stehen der Wahn und die Halluzinationen im Vordergrund der Erkrankung. Diese Form der Schizophrenie tritt eher bei Patienten auf, die einen späteren Erkrankungsbeginn haben.

Bei der hebephrenen Schizophrenie stehen als Symptome Störungen von Affekt, Antrieb und Denken im Vordergrund. Hebephrene Schizophrenie tritt oft bei jüngeren Patienten auf und geht dann mit einer klareren sozialen Behinderung einher.

Bei der katatonen Schizophrenie steht eine Störung der Psychomotorik, des Ausdrucks und Verhaltens im Vordergrund. Die Betroffenen zeigen gelegentlich eine ausgeprägte Bewegungsarmut oder auch Bewegungsstürme, man beobachtet Haltungs- oder Sprachstereotypien oder eine so genannte wächserne Biegsamkeit.

Die postschizophrene Depression ist eine depressive Episode, die im Anschluss an eine schizophrene Krankheit auftritt. Zwar sind positive oder negative schizophrene Symptome noch vorhanden, doch beherrschen sie das klinische Bild nicht mehr. Die depressiven Zustände sind mit einem erhöhten Suizidrisiko verbunden.

Kennzeichnend für ein Schizophrenes Residuum ist eine ausgeprägte Negativsymptomatik mit nur wenigen Positivsymptomen über mindestens ein Jahr.

Die Schizophrenia simplex kennzeichnet einen Krankheitsverlauf mit einer ausgeprägten Negativsymptomatik, ohne dass vorher jemals starke Positivsymptome vorhanden waren. Der Krankheitsverlauf ist nicht selten chronisch und die Patienten neigen zu einer kontinuierlichen Verschlechterung des Zustandsbildes.

Die undifferenzierte Schizophrenie ist eine Ausschlussdiagnose des ICD-10 für solche Fälle, wo eine Symptomatik keinem anderen schizophrenen Bild zugeordnet werden kann.

9.   Was ist ein schizophrenes Residuum?

Das schizophrene Residuum ist die chronische Form einer Schizophrenie, bei der die typischen Symptome der akuten Phase ihre Schärfe verloren haben oder nicht mehr existieren. Im Vordergrund stehen die Negativsymptome, die meist irreversibel sind. Es besteht eine mehr oder weniger starke Veränderung der Persönlichkeit durch sozialen Rückzug, abgestumpften und inadäquaten Affekt mit noch vorhandenen oder fehlenden psychotischen Symptomen. Der ICD-10 zählt als Negativsymptome psychomotorische Verlangsamung, verminderte Aktivität, Affektverflachung, Passivität und Initiativemangel, qualitative und quantitative Sprachverarmung, geringe nonverbale Kommunikation durch Gesichtsausdruck, Blickkontakt, Modulation der Stimme und Körperhaltung, Vernachlässigung der Körperpflege und nachlassende soziale Leistungsfähigkeit auf.

10. Was können Sie zum Krankheitsverlauf bei Schizophrenie sagen?

Der Krankheitsverlauf wird überwiegend von der Intensität der Initialbehandlung bestimmt und davon, ob nach dem Abklingen des akuten Schubs sozio- und psychotherapeutische Hilfe neben der Medikation gewährt wird. Ob eine Remission stabil bleibt, hängt auch von den Lebensumständen und den zwischenmenschlichen Beziehungen des Kranken ab. Nach dem ersten Schub kann die Erkrankung unterschiedliche Verläufe zeigen, bei ca. 30 % der Patienten bleibt es unter Medikation bei dem ersten Schub. Langzeitstudien führten zur Drittelregelung, die besagt, dass 1/3 folgenlos ausheilen, 1/3 einen Rückfall mit leichten Residuen haben und 1/3 unter schweren Dauerdefekten leiden. Schizophrene Schübe dauern durchschnittlich drei Monate. Nach wiederholten Schüben verändert sich die Persönlichkeit, auch weil der Kranke in ständiger Angst vor dem nächsten Schub lebt.

Die Prognose ist günstig bei akutem Einsetzen der Psychose, starker affektiver Beteiligung, dem Nachweis einer auslösenden Lebenssituation, vorheriger guter sozialer Integration, vorhandenem sozialen Netz und frühzeitiger Therapie. Dagegen ist die Prognose ungünstig bei einem langsam, schleichenden Beginn, schlechter sozialer Integration, fehlendem sozialen Netz und wenn kein Auslöser nachzuweisen ist. Starke kontroverse Emotionen begünstigen Rezidive.

Die Suizidrate ist im gesamten Verlauf mit ca. 5-10 % sehr hoch. Bei Verdacht auf Suizidalität liegt eine Eigengefährdung und damit eine Indikation für eine Zwangseinweisung vor! Im Alter besteht die Tendenz zur Abschwächung und Milderung der Erkrankung.

Kapitel 3

Körperlich begründbare psychische Störungen

3   Körperlich begründbare psychische Störungen

Synonym verwendete Ausdrücke für körperlich begründbare psychische Störungen sind:

- organische Psychosen
- symptomatische Psychosen
- funktionelle Psychosen
- exogene Psychosen

Wie der Name schon sagt, geht es hier um psychische Störungen, die durch die **Schädigung eines Organs** hervorgerufen werden: Viele körperliche Erkrankungen können zu psycho-pathologisch unterschiedlichen Syndromen führen. Dabei können sowohl produktive Symptome (Plussymptomatiken) mit Wahn oder Halluzinationen auftreten als auch Minussymptomatiken (z.B. Gedächtnisverlust, Antriebsverlust). Die Symptomatik entsteht dabei durch diffuse oder lokale Schädigungen des Gehirns im Rahmen der jeweiligen Erkrankung.

Organische Psychosen sind unspezifisch, d.h. aus der Art der Störung kann nur bedingt auf die Ursache geschlossen werden.

Entstehen dadurch Persönlichkeitsveränderungen, also Psychosen, so spricht man von körperlich begründbaren oder **exogenen** Psychosen, im Gegensatz zu den affektiven endogenen Psychosen, die aus dem Gemüt heraus entstehen und deren Ursache nicht objektiv nachvollziehbar ist.

Eine organische Psychose muss angenommen werden und bedarf weiterer Abklärung, wenn nachfolgende Verhaltensweisen auftreten, die vorher nicht beobachtet wurden:

- Verhaltensabweichungen (Wutausbrüche, Exhibitionismus)
- Veränderungen im emotionalen Verhalten
- Nachlassen von Gedächtnisleistungen
- Gefühlsverarmung
- Interesselosigkeit (vor allem an Hobbys)
- Verlust schöpferischer Leistung
- Vernachlässigung der eigenen Person (Körperpflege, Essen, Beruf)
- Hemmungslosigkeit, Gleichgültigkeit
- Versagen beim Ausführen gewohnter Tätigkeiten

Grundsätzlich lassen sich die körperlich begründbaren Störungen im Großenblutbild und/oder CT nachweisen.

Bonnhöfer hat die Trias der akuten exogenen Psychose (reversibel) definiert als

- Minderung der Wahrnehmung
- Verarmung des Gedächtnis

○ Verwirrung der Orientierung

Klassifikation

○ **primäre exogene Psychose**: es handelt sich um die Erkrankung des Organs Gehirn
○ **sekundäre exogene Psychose:** es handelt sich um eine organische Erkrankung des restlichen Körpers, welche das Gehirn schädigt

Organische Psychosyndrome lassen sich in akute und chronische Verlaufsformen einteilen.

Organische Psychosyndrome	
Akute Verlaufsform	**Chronische Verlaufsform**
Leitsymptom: Bewusstseinstrübung	Leitsymptom: Persönlichkeitsveränderungen mit Störung des Antriebs, der Stimmung und der Kritikfähigkeit
Delir Bewusstseinstrübung, Desorientiertheit, vegetative Zeichen Lebensgefahr – Delir ist ein Notfall!	Demenz Verwirrtheit Orientierungsstörungen
Dämmerzustand (= eine Form des Durchgangssyndroms) Handlungsfähigkeit erhalten, aber eingeschränkt → hinterher Amnesie	Korsakow Psychose bes. bei chronischem Alkoholismus, Konfabulationen, Merkfähigkeitsstörungen, Desorientiertheit

3.1 Akute organische Psychosen

Unter einer akuten (= symptomatischen) Psychose versteht man einen psychotischen Zustand als Folge einer akuten, schweren Allgemeinerkrankung oder einer organischen Hirnkrankheit. Diese beobachtet man bei fast allen Hirnerkrankungen und bei vielen allgemein körperlichen Erkrankungen. Sie sind gewöhnlich reversibel, wenn die Ursache wegfällt oder erfolgreich behandelt wird.

Grundleiden sind:

○ Leber- und Niereninsuffizienz
○ Tumore
○ entzündliche Prozesse
○ Multiple Sklerose
○ Traumata
○ Gefäßprozesse im Gehirn
○ Epilepsien

- schwere Infektionskrankheiten
- Intoxikationen (Alkohol, Pharmaka)
- Vitaminmangelsyndrome

Nahezu jeder Mensch erleidet im Zusammenhang mit körperlichen Erkrankungen (Fieber, Operationen, Unfälle, Intoxikationen) im Laufe seines Lebens körperlich begründbare psychische Störungen. Im höheren Alter treten diese gehäuft auf.

Symptomatische Psychosen unterscheiden sich von endogenen Psychosen durch die Vorgeschichte und den psychopathologischen Befund. Für den Heilpraktiker bedeutet das: **den Patienten immer zuerst zum Neurologen schicken**, dabei sind nur aktuelle Befunde aussagekräftig. Eine exogene Psychose darf im Rahmen der Sorgfaltspflicht nur begleitend in Zusammenarbeit mit einem Neurologen oder Psychiater behandelt werden!

Wichtigstes Kriterium und Leitsymptom der akuten exogenen Psychose ist die **Bewusstseinstrübung.**

Eine Bewusstseinsstörung äußert sich als:

- Aufmerksamkeitsstörung
- Merkfähigkeits- und Auffassungsstörung
- Konzentrationsstörung
- Desorientiertheit zu Zeit und/oder Ort
- Hypo- oder Amnesie

Allerdings schließt das Fehlen einer Bewusstseinstrübung eine körperlich begründbare Psychose nicht aus, sodass man deshalb bei den reversiblen organischen Psychoseformen solche mit Bewusstseinsstörung und solche ohne Bewusstseinstrübung, die so genannten Durchgangssyndrome nach Wieck ,unterscheidet.

Im Allgemeinen klingen symptomatische Psychosen schnell ab und remittieren meist vollständig ohne Gehirnschädigungen. Allerdings können sie über ein Durchgangssyndrom (wie der Name schon sagt) in ein organisches Psychosyndrom (chronisch) übergehen.

Symptomatische Psychosen gehen oft mit optischen Halluzinationen einher, wie z.B. die berühmten weißen Mäuse beim alkoholischen Delir. Das Delir ist die häufigste Form akuter exogener Psychosen.

Prognose
Es gilt die Drittelregel:

- 1/3 heilt aus
- 1/3 wird chronisch
- 1/3 letal

3.1.1 Durchgangssyndrome

Der Begriff des Durchgangssyndroms (definiert von Wieck) hebt den Aspekt der Reversibilität hervor. Nach Wieck werden damit die Symptomverbindungen bezeichnet, die im Verlauf einer Erkrankung vor dem Übergang in eine Bewusstseinstrübung auftreten.

Die Bewusstseinstrübung kann, muss aber nicht schon während des Durchgangssyndroms auftreten – in jedem Fall ist ein Durchgangssyndrom vorübergehend.

Daneben zeigen sich:

- Orientierungs- und Gedächtnisstörungen
- Reduktion von Antrieb und Affektivität
- manchmal kombiniert mit Wahneinfällen und Trugwahrnehmungen

Das Durchgangssyndrom kann auftreten bei

- Dehydratation
- Erschöpfung
- Hypercalciämie
- Hormonschwankungen
- Narkose
- Fieber
- Leberkoma
- Intoxikationen

Es dauert maximal 14 Tage und hat eine deutliche merkliche Dynamik in der Entwicklung des Zustandes des Patienten.

Symptome
- sämtliche Symptome können auftreten
- Besonderheit: Bewusstseinsstörung kann, aber muss nicht auftreten

Je nach auftretenden Symptomen unterscheidet man folgende Hauptgruppen der Durchgangssyndrome

- akutes Korsakow-Syndrom
- akutes amnestisches Syndrom
- Prädelir

3.1.2 Akutes Korsakow-Syndrom

Hierbei handelt es sich um eine ausgeprägte und typische Form des amnestischen Syndroms. Bitte nicht mit der Korsakow-Psychose verwechseln, die chronisch und nicht reversibel ist. Das akute Korsakow-Syndrom ist gekennzeichnet durch die Symptom-Trias:

- Desorientiertheit

- Merkfähigkeitsstörungen (Störung des Kurzzeitgedächtnisses, Erinnerungs-lücken)
- Konfabulationen

Hinzu kommen gelegentlich:

- Auffassungsstörungen
- Euphorie
- Kritiklosigkeit
- selten Passivität

Es findet sich oft nach:

- Alkoholmissbrauch
- einer Wernicke-Enzephalopathie
- Kohlenmonoxidvergiftungen
- schweren Schädel-Hirn-Traumata

3.1.3   Akutes amnestisches Syndrom

Hier ist das Gedächtnis, vor allem das Einprägen und das Erlernen neuer In-formationen betroffen. Eine Bewusstseinstrübung ist nicht vorhanden (dies ist die Abgrenzung zum Delir), intellektuelle Störungen stehen nicht im Vorder-grund (Abgrenzung von der Demenz).

Neben den Gedächtnisstörungen sind beim amnestischen Syndrom häufig Desorientiertheit zu finden, oft treten zusätzlich emotionale Störungen auf.

Es kann akut (= Durchgangssyndrom) oder chronisch (= chronische exogene Psychose) auftreten.

Wenn dem Ganzen ein B1-Mangel (Beri Beri), meist aufgrund von Alkoholmiss-brauch verursacht, zugrunde liegt, heißt es Korsakow Syndrom.

Prädelir

Das Prädelir ist das Vorstadium eines Delirium tremens (Alkoholdelir). Der Pati-ent ist schreckhaft, ängstlich, schlaflos und es treten bereits erste Halluzinatio-nen auf. Das eigentliche Delirium tremens tritt meist mitten in der Nacht auf.

3.2   Wichtige Subtypen der akuten exogenen Psychose

3.2.1   Bewusstseinsminderung

Bewusstseinsminderung gibt es in verschiedenen Graden von Somnolenz bis Koma, z.B. bei:

- Contusio cerebri (Hirnprellung)
- Hirntumor
- Vergiftung

3.2.2 Amentielles Syndrom (auch Verwirrtheitszustand)

Geht einher mit

- Trübung des Bewusstseins
- Verwirrtheit
- Ratlosigkeit
- Inkohärenz des Denkens

Halluzinationen stehen im Hintergrund. Im Gegensatz zum zerfahrenen Denken bei der Schizophrenie fehlt hier die Sprunghaftigkeit, vielmehr haften diese Personen an aufgetauchten Gedanken und zeigen eine Einbuße der kritischen Einschätzung. Häufig fehlt die vollständige Orientierung über Zeit und Raum und die eigene Person, dies führt zu Angst, Aggressivität und Ratlosigkeit. Nach Beenden des Verwirrtheitszustandes besteht Amnesie.

Es kommt bei hirnorganischen Psychosyndromen und nach einem Hirntraumata vor. Bei allgemeiner Hypotonie zeigt sich eine verstärkte Symptomatik.

Hauptsymptome für die Prüfung:

- Ratlosigkeit
- verworrenes inkohärentes Denken
- Bewusstseinstrübung
- keine eindeutige produktive Symptomatik

3.2.3 Delir

Beim Delir handelt es sich um eine akute, reversible Psychose mit Bewusstseinstrübung und Sinnestäuschung. Es finden sich Verwirrtheit, Angst und Erregung im Sinne einer Beschäftigungsunruhe neben Akoasmen (Geräuschhalluzinationen mit Knallen, Zischen, Rascheln) und optischen Halluzinationen (Szenen mit kleinen Figuren). Bewusstsein und Aufmerksamkeit sind gestört, allgemeine Reaktionen verlangsamt. Der Patient hat ein traumhaftes Erleben und tranceähnliche Zustände. Typisch ist eine zeitliche Desorientiertheit, in schweren Fällen besteht auch eine Desorientierung zu Ort und Person.

Meist finden sich auch körperliche Symptome wie Tremor, vegetative Störungen und Kreislaufinsuffizienz. Häufig beobachtet man Greif- und Zupfbewegungen auf der Bettdecke sowie Greifen nach halluzinierten Gegenständen oder Tieren. Ferner kommt es zu sinn- und zweckloser stereotyper Laufmotorik mit kleinen Bewegungsexkursionen. Es treten psychomotorische Störungen mit Nesteln und Störungen des Schlaf-Wach-Rhythmus auf. Reizbarkeit, Euphorie, Apathie und Ratlosigkeit können ebenso wie optische, taktile, akustische und andere Halluzinationen vorkommen.

Manchmal werden fantastische, traumähnliche Bilder von szenischem Charakter erlebt, was man als Oneiroid bezeichnet. Das Bewusstsein ist im Allgemeinen nur schwach getrübt, eine Amnesie besteht selten. Ebenso wie bei anderen Syndromen ist das Delir eine unspezifische Reaktion des Gehirns.

Man beobachtet diese Reaktion bei chronischen Alkoholintoxikationen, hauptsächlich beim Alkoholentzug, ferner in allen Gradausprägungen beim Fieber, Hyperthyreosen und anderen inneren Krankheiten sowie nach Anwendung bestimmter Pharmaka (z.B. trizyklische Antidepressiva in hoher Dosierung). Auch Entzug von Benzodiazepinen und Barbituraten zeigen häufig delirante Zustände.

Da das delirante und das amentielle Syndrom häufig ineinander übergehen, fasst man beide zusammen zum amentiell-deliranten Syndrom.

Cave: ein Delir ist immer ein Notfall, da es zu vegetativen Entgleisungen kommen kann. Es besteht Lebensgefahr für den Patienten – die Behandlung ist immer stationär!

Differenzialdiagnose

◉ Schizophrenie
◉ alkoholbedingtes Delir (Suggestibilität, Halluzinationen: weiße Mäuse)

Fallbeispiel: Alkoholhalluzinose

1983, vier Jahre nach Beginn meines Alkoholabusus, stellte ich eines Tages den Alkoholkonsum abrupt ein. Vegetative Missempfindungen, wie ich sie später kennen lernen sollte, traten dabei nicht auf. Am 4. abstinenten Tag schlich sich eine geradezu stereotype Musik in mein Gehirn ein, die sich ständig wiederholte und die ich nicht abstellen konnte. Plötzlich hörte ich die Stimmen meiner Eltern, quasi durch die Decke aus der über mir befindlichen elterlichen Wohnung. Die Stimmen wurden immer deutlicher, und ich vernahm dialogartige Gespräche, deren Inhalt mich entsetzte: ich sollte von der Familie getötet werden. Es kamen die Stimmen meiner Geschwister dazu, man einigte sich darauf, mich mit einem Stromschlag zu töten. Ich sah mein eigenes Grab auf dem Friedhof vor mir. Sofort zog ich alle Stecker aus der Steckdose. Es kam noch eine optische Wahrnehmung dazu: auf dem einfarbigen, gemusterten Badezimmervorleger las ich plötzlich, im Muster verteilt, mir unbekannte Vornamen mit jeweils einem Kreuz. Der letzte Name war meiner, noch ohne Kreuz. Ich ging zur Polizei, die mich und mein Beweisstück jedoch nicht ernst nahmen. Wieder zu Hause, sah ich plötzlich, dass das hohe Bücherregal schwankte. Ich stemmte mich mit aller Kraft dagegen, bis ich umfiel und auf den Hinterkopf fiel. Vermutlich wurde ich bewusstlos. Dann nahm ich meine hellhörigen Eltern wahr, die mir ins Bett halfen. Meine Mutter sagte, ich würde fantasieren. In jener Nacht erlebte ich noch, dass das Bett senkrecht stand und ich in Rückenlage größte Anstrengungen unternahm, um nicht herauszufallen.

Fallbeispiel: Entzugsdelir

Ende 1998 entschloss ich mich wieder einmal zur Abstinenz: nach einigen Stunden bekam ich in einem Kaufhaus das Gefühl, ich würde gleich umfallen. Ich bat um Hilfe und um Einlieferung ins Krankenhaus, wo ich gleich mitteilte, dass ich im Alkoholentzug war.

Ich konnte genau beobachten, wie sich das Delir anbahnte, und bekam eine Kapsel Distraneurin. Zunächst bewegten sich nur bei Dunkelheit bestimmte feststehende Gegenstände, bei Tag fühlte ich mich ziemlich normal. Die folgende Nacht war schlimm: erst hüpften Affen um das Fernsehgerät, beim Blick aus dem Fenster sah ich in den Bäumen des Parks merkwürdige Gesichter zwischen den Ästen, die zu Fratzen wurden. Ich ging im Flur auf und ab und sah einen Nikolaus, der durch die geschlossene Glastür ging. Kaum, dass ich wieder im Bett war, gingen wilde Tiere wie Furien auf mich los – ich versteckte mich unter der Bettdecke. Dann hing das Kruzifix an der Wand plötzlich quer und Rauch quoll herum – ich glaubte, der Satan habe mich nun gefangen. Am nächsten Tag sah ich Wasser in Strömen an der Zimmerdecke herunterlaufen und in meinem Zimmer gab es eine Überschwemmung – ich hatte Angst zu ertrinken. Abends tanzten kleine grüne Männchen auf der Türkante (...)

3.2.4 Dämmerzustand

Der Dämmerzustand ist eine Änderung des Bewusstseinszustandes. Hier ist das Bewusstsein vorrangig verschoben, weniger getrübt oder eingeengt. Bemerkenswert ist, dass die Patienten sich meist gut zurechtfinden, sich jedoch in einem traumwandlerischen Zustand befinden. Die Patienten können die momentane Situation nicht verstehen, verkennen die Zeit, manchmal auch Ort und Situation.

Dämmerzustände werden oft nicht erkannt, da die Patienten sich nach außen hin klar und besonnen zu verhalten scheinen. Der Patient ist nicht schläfrig oder benommen, aber die volle Bewusstseinsklarheit fehlt. Trotzdem besteht die Handlungsfähigkeit. Dennoch ist das Verhalten bezüglich einzelner Strebungen und Triebe unkontrolliert, weswegen im Dämmerzustand Gewalt- und Sexualverbrechen vorkommen (und dann greifen ggf. § 20 oder § 21 StGB)

Ein Dämmerzustand kommt vor bei Epilepsien, pathologischem Rausch, Intoxikationen und psychogenen Störungen (z.B. Hysterie)

Die Dauer liegt zwischen Sekunden bis zu Tagen mit nachfolgender Amnesie.

Vorkommen
- bei Anfallsleiden
- bei Intoxikationen
- bei psychogenen Störungen (auch in der Hypnose)
- als pathologischer Rausch (siehe Kapitel Alkohol)

3.2.5 Halluzinose

Hier stehen Halluzinationen von einem Sinnesgebiet im Vordergrund des psychopathologischen Bildes. Es besteht keine Bewusstseinsstörung.

Die häufigsten Halluzinosen sind die

- **akustische Halluzinose**: vorwiegend bei chronischem Alkoholismus, wobei die Patienten die Stimmen nicht anwesender Personen hören, die sie entweder beschimpfen – oft im Chor – oder über sie sprechen. Die Patienten reagieren ängstlich, versuchen sich zu verstecken oder zu fliehen (Fallbeispiel siehe oben)
- **optische Halluzinose**: meist bei Missbrauch von Halluzinogenen, z.B. LSD, Mescalin
- **taktile Halluzinose**: oft bei Missbrauch von Amphetaminen oder bei älteren Menschen mit
- cerebraler Durchblutungsstörung sowie bei exogenen Psychosen. Die Patienten sind unkorrigierbar davon überzeugt, dass auf ihrer Haut kleine Parasiten, Ungeziefer oder sonstiges Getier herumlaufen. Es kommt zu einer raschen Steigerung der Symptomatik: die Patienten klagen über Juckreiz und versuchen, dem vermeintliche Ungeziefer durch starke Desinfektionsmittel oder durch Einfangen und Kratzen Herr zu werden.

3.3 Chronische exogene Psychosen

Zur chronischen exogenen Psychose zählen das hirnorganische Psychosyndrom, organische Wesensveränderungen und Demenz. Es ist ätiologisch unspezifisch und kann die unterschiedlichsten Ursachen haben. Die psychopathologische Symptomatik wird vom Ausmaß und der Geschwindigkeit der Schädigung bestimmt. So tritt das organische Psychosyndrom hauptsächlich bei allmählich einsetzender und chronisch fortschreitender Hirnschädigung auf.

Es treten Einschränkungen der intellektuellen Leistungsfähigkeit und emotionale Labilität auf, deren Ausmaß aber nicht mit dem der Schädigung korreliert. Für Schädigungen des Gehirns gibt es keine speziellen Testverfahren.

Beobachtet man stärkere Einschränkungen bei der Prüfung des Gedächtnisses, Schnelligkeit oder Lernfähigkeit, so ist dies ein Hinweis auf die Verschlechterung der intellektuellen Leistungsfähigkeit. Es besteht die Tendenz zur Stereotypie. Diese Patienten bleiben oft mit ihren Gedanken am Konkreten haften und können nicht abstrahieren – so können sie zum Beispiel den Unterschied zwischen einem Kind und einem Zwerg nicht mehr erklären.

Wenn eine Hirnfunktionsstörung mit affektiver Störung und insbesondere mit Einschränkungen der intellektuellen Leistungsfähigkeit einhergeht, wird sie als **Demenz** bezeichnet. Die charakteristischen Erscheinungen dieser Störungen werden zusammengefasst als organisches Psychosyndrom, wohinter sich eine Vielzahl von Auslösern und Ursachen verbergen.

Beispiele für Demenzen

- Demenz vom Alzheimer-Typ (Morbus Alzheimer und Morbus Pick) ist die häufigste Ursache mit über 50 % aller Erkrankungen
- Vaskuläre Demenz (Multiinfarktdemenz, Arteriosklerose): zweithäufigste Erscheinungsform
- Sekundäre Demenzen: als Sekundärsymptomatik internistischer Erkrankungen
- Infantile Demenz (Heller'sche Demenz): hier liegt ein akut oder schleichend beginnender Abbau intellektueller Fähigkeiten im 3.-4. Lebensjahr nach zunächst normaler Entwicklung vor (siehe Kinder- und Jugendpsychiatrie)

Viele Patienten werden trotz erheblicher organischer Veränderungen am Gehirn nicht auffällig, wenn ihr soziales Umfeld stabil ist. Emotional stark belastende Veränderungen im psychischen bzw. sozialen Bereich können jedoch zu einer Dekompensation und damit zu einem hirnorganischen Psychosyndrom führen. Entsprechende Auslöser sind z.B. Ortswechsel, Vereinsamung, operative Eingriffe.

Typische Symptomatik des hirnorganischen Psychosyndroms / Demenz

- Intelligenzabbau, Verwirrtheit, Merkfähigkeitsstörungen
- Denk-, Konzentrations- und Gedächtnisstörungen: zuerst ist das Kurzzeitgedächtnis, dann das Langzeitgedächtnis betroffen
- Verlust der Abstraktionsfähigkeit
- Desorientiertheit in Bezug auf (meistens) Zeit und Ort
- Störungen des Tag-Nachtrhythmus
- Zeitgitterstörungen
- Aphasie (kann nicht mehr reden)
- Alexie (kann nicht mehr lesen),
- Apraxie (Werkzeugstörungen, kann z.B. Hemd nicht mehr zuknöpfen)
- Ataxie (kann nicht mehr laufen)
- Antriebsstörungen
- Wortfindungsstörungen
- Echolalie (echohaftes Nachsprechen von Wörtern und Sätzen)
- Perseverationen (Gedankenkreisen)
- Affektlabilität und Affektinkontinenz

Organische Wesensveränderungen (Zuspitzung von Persönlichkeitsmerkmalen: aus sparsam wird geizig) und Demenz sind die Leitsymptome körperlich begründbarer Störungen.

Erfasst werden die organischen Wesensveränderungen am besten durch Fremdanamnese und Verhaltensbeobachtungen.

Epidemiologie

Chronische Formen:

○ ca. 3 % behandlungsbedürftige Störungen
○ 1,5 % leichte, nicht unbedingt behandlungsbedürftige Formen

Akute Formen:

Fast jeder Mensch erleidet im Laufe seines Lebens mehrere akute exogene Psychosen z.B.:

○ Alkoholrausch – Autointoxikation
○ Unfall
○ Operation
○ Fieberdelir bei Infektionskrankheiten

Entwicklungsstufen

○ **Hirnleistungsschwäche** (pseudoneurasthenisches Syndrom): Reizbarkeit, Schlafstörungen, Schwächegefühl
○ **Wesensänderung**: dauerhafte Änderung des Charakters mit irreversiblem Wandel der Persönlichkeitsstruktur, auch Zuspitzen von Eigenschaften (aus sparsam wird geizig)
○ **Demenzen**: Verlust der früher im Leben erworbenen Fähigkeiten

3.3.1 Demenz

Meist im höheren Alter auftretender, aus organischer Ursache entstehender, progredienter und meist irreversibler Abbau der Intelligenz und der Persönlichkeit und schwere Behinderung der sozialen Fähigkeiten. Es handelt sich um eine erworbene Verblödung im Gegensatz zur Oligophrenie (angeborene Defizite der Intelligenz, siehe Kinder- und Jugendpsychiatrie).

Cave: Patient ist Suizid gefährdet!

Differenzialdiagnose

Depression (Frage nach Orientierung und Gedächtnis)

Krankheitsformen

○ 50-60 % der Demenzen betreffen den Morbus Alzheimer
○ 15-20 % sind vaskuläre Demenzen
○ 15 % Mischformen

Verlauf

Man unterscheidet leichte Verläufe (Patient kann noch arbeiten und am sozialen Leben teilnehmen), mittelschwere Fälle, die Unterstützung beim selbstständigen Leben brauchen, und schwere Verläufe, die ständige Aufsicht benötigen.

Therapie

In 90 % der Fälle ist keine Kausaltherapie möglich – es geht um die Erhaltung der Lebensqualität

○ Leistungsreserven fördern
○ am Tage wachhalten und Nachtschlaf stützen
○ Angehörigen-Beratung

Fallbeispiel Demenz

Herr S. berichtet, dass er seit seinem 56. Lebensjahr zunehmend Gedächtnisstörungen habe. Er vergesse Geburtstage, das Datum der Hochzeit und der Berentung. Er könne sich keine neuen Namen merken. Ihm entfallen immer häufiger Aufträge, die seine Frau ihm im Haushalt erteile, und er müsse immer den Inhalt von Gesprächen mit seiner Frau nachfragen. Dies führte zu Eskalationen. Er habe auch Wortfindungsschwierigkeiten – auch im Gespräch mit Bekannten könne er sich nicht ordentlich ausdrücken. Er sei schlecht orientiert, vor allem nachts und in z.B. durch Schnee veränderter Umgebung, und fahre nicht mehr Auto. Er könne sich nur noch schlecht konzentrieren, z.B. beim Lesen.

Seine Frau bestätigt seine Schilderung, die Gedächtnisstörungen verstärkten sich seit einem Jahr, auch die örtliche Orientierung habe sich seit einem Jahr stark verschlechtert. Seine Stimmung habe sich verändert – er sei oft niedergeschlagen und aggressiv. Es stelle für sie ein großes Problem dar, sich richtig zu verhalten. Einerseits benötige er Hilfe, andererseits lehne er Hilfe ab, „er sei ja nicht bekloppt".

Es liegt kein aktueller Substanzmissbrauch vor. Die Familienanamnese ergab eine Epilepsie bei der Mutter.

Der wache, bewusstseinsklare Patient ist zur Person und zur Situation komplett, zu Ort und Zeit unzureichend orientiert. Im Affekt ist er ängstlich und unruhig, der Antrieb ist vermindert. Auffassung und Konzentration sind stark beeinträchtigt, der Appetit ist herabgesetzt, der Schlaf wegen langen Grübelns gestört. Es besteht keine Suizidalität, aber Defizite des Abstraktionsvermögens, des Gedächtnisses und der Wortfindung.

Diagnose

V.a. demenzielles Syndrom unklarer Ätiologie.

3.4   Spezielle Erkrankungen

3.4.1   Frühkindliche Hirnschädigung

Die frühkindliche Hirnschädigung ist der Sammelbegriff für eine Schädigung des Zentralnervensystems zwischen dem sechsten Schwangerschaftsmonat und dem dritten bis sechsten Lebensjahr. Häufigste Ursache ist ein Sauerstoffmangel während oder direkt nach der Geburt. Die Schädigung ist abgeschlossen und schreitet nicht aufgrund einer bestehenden Erkrankung fort. Sie zeigt sich unter anderem durch verschieden ausgeprägte Bewegungsstörungen, die sich auf die Koordination und die Bewegungsabläufe beziehen. Häufig wird der Begriff gleichbedeutend mit der infantilen Zerebralparese verwendet, wobei Lediese aber nur ein Symptom einer frühkindlichen Hirnschädigung darstellt. Neben der motorischen können auch andere Funktionen des Zentralnervensystems beeinträchtigt sein.

Ursache sind prä-, peri- oder postnatale Schädigungen durch:

- Sauerstoffmangel
- Infektionen der Mutter
- Nikotin- oder Alkoholabusus
- Traumata durch Zangengeburt
- genetisch bedingte Erkrankungen

Symptome

Je nach Art und Schwere der Schädigung können nur gering ausgeprägte Symptome bis hin zu schwersten Behinderungen vorkommen. Unmittelbar nach der Geburt kann ein Neugeborenes, bei dem schon im Mutterleib eine Hirnschädigung eingetreten ist, beispielsweise durch fehlende oder verminderte Spontanbewegungen und eine herabgesetzte Muskelspannung auffallen.

- Entwicklungs- und Wachstumsverzögerungen
- Krankheitsanfälligkeit
- Unbeholfenheit

Folgen frühkindlicher Hirnschädigung können sein:

- Lese- und Rechtschreibschwäche
- schwere Intelligenzschwäche
- herabgesetzte emotionale Belastungsfähigkeit
- Aufmerksamkeitsschwäche
- Verhaltens- und Kontaktstörungen

Die frühkindliche Hirnschädigung entwickelt sich oft zum hyperkinetischen Syndrom HKS (siehe Kinder- und Jugendpsychiatrie).

Therapie

Da die Schädigung in der Regel irreversibel ist, gibt es keine ursächliche, heilende Behandlung. Eine Therapie besteht in Maßnahmen zur Linderung der Symptome und Verbesserung der Beweglichkeit.

- mit heilpädagogischen Maßnahmen
- Vermeidung von Überforderung
- Logopädie und Ergotherapie

3.4.2   Morbus Alzheimer

Morbus Alzheimer wird auch Alzheimer'sche Demenz genannt. Der Gipfel des Erkrankungsbeginns liegt zwischen dem 55. und 65. Lebensjahr. Selten ist der Beginn bei jüngeren Personen. Frauen erkranken häufiger als Männer. Die Dauer der Erkrankung beträgt ca. 2-10 Jahre.

Die Erkrankung beginnt meist uncharakteristisch mit Kopfschmerzen, Schwindel und Leistungsschwäche, oft entwickelt sich eine depressive Verstimmung.

Die Ursachen sind vielschichtig – das gehäufte familiäre Auftreten spricht für eine genetische Komponente.

Die typische Symptomatik

- schleichender Beginn mit mnestischen Störungen bei länger erhaltener Persönlichkeit
- Störung von Merkfähigkeit, Gedächtnis, Wortfindung
- Einengung der Interessen und affektive Erstarrung
- im fortgeschrittenen Stadium: Apraxie, Aphasie
- zunehmende Orientierungsstörungen in allen Bereichen
- Unfähigkeit, Sinnzusammenhänge zu erfassen

Mit zunehmendem Verlauf kommt es zu fortschreitendem körperlichen Zerfall. Da die Patienten nur selten in der Lage sind, ihre Angelegenheiten zu regeln, ist fast immer eine Betreuung nötig.

Die Therapie beschränkt sich hauptsächlich auf körperliche Pflege, Aufklärung und Beratung der Angehörigen und Sedierung des Patienten bei Unruhe.

Ziel ist der Schutz des Patienten vor sich selbst, ferner eine gezielte und nicht überlastende Beschäftigungstherapie sowie das Vermeiden von frühzeitiger Bettlägerigkeit.

Epidemiologie

- 5-10 % der über 65-Jährigen sind dement, davon 65 % an Alzheimer erkrankt
- frühe Form: vor dem 65. Lebensjahr
- späte Form: nach dem 69. Lebensjahr

Symptome

- Gedächtnis- und Orientierungsstörungen
- im Verlauf Reizbarkeit, Stimmungslabilität und Antriebsverarmung
- emotionaler Rückzug, Rückgang von Sorgfalt und Verlässlichkeit
- Neugedächtnis stark beeinträchtigt
- Abstraktionsfähigkeit stark reduziert
- Verlauf chronisch progredient

Therapie
- medikamentös (Antidementia, Antidepressiva, Neuroleptika)
- kognitives Training
- psychosoziale Betreuung
- Verhaltenstherapie
- Training der Angehörigen

3.4.3 Vaskuläre Demenz

Man spricht auch von der so genannten Multiinfarkt-Demenz, die mit fluktuie-renden (= schubweisen) psychopathologischen Veränderungen einhergeht. Untersuchungen zeigen in den Hirngefäßen sklerotische Wandveränderungen, die schon in jüngeren Jahren auftreten können. Die typischen klinischen Er-scheinungen zeigen sich jedoch erst ab dem 55. Lebensjahr.

Die vaskuläre Demenz wird durch das Auftreten zahlreicher kleiner Ödeme im Gehirn verursacht, wobei das Gesamtvolumen dieser vielen kleinen Infarkte den Schweregrad bestimmt. Deshalb spricht man auch von einer Multiinfarkt-demenz.

Jeder kleine Infarkt löst eine Stufe der Verschlechterung aus. Der Verlauf ist im Gegensatz zu dem progredienten Fortschreiten der Demenz also in Schüben.

Typische Symptome
- plötzlicher Beginn und schubweiser Verlauf
- relativ lange stabiles Gedächtnis
- Persönlichkeit bleibt lange erhalten
- emotional instabil mit paranoiden Ideen (Arteriosklerotiker sind eine Heraus-forderung für ihre Umwelt)
- später im Verlauf oft Zuspitzung der Persönlichkeit, delirante Zustände
- nächtliche Verwirrtheitszustände
- schöpferisches Denken und Urteilskraft eingeschränkt

Epidemiologie
- 15-20 % der Demenzpatienten leiden an Arteriosklerose
- Beginn meist zwischen 55. und 60. Lebensjahr

Symptome
- Unruhezustände
- Desorientiertheit, kognitive Beeinträchtigungen
- Distanzlosigkeit und Wahn, Dysphorie, Reizbarkeit
- Tag- und Nachtrhythmus gestört
- Persönlichkeitsveränderungen
- Koordinationsstörungen, Gangstörungen, Hinfallen
- Depressive Stimmung und Stimmungsschwankungen

- Verlauf in Schüben (immer wenn wieder ein Hirninfarkt auftritt, geht es dem Patienten schlecht)
- Hypertonie (Bluthochdruck)

Therapie

Im Vordergrund stehen Herz- und Kreislaufbehandlung, Einstellung des Blutdrucks und aktivierende Behandlung mit Beschäftigungs- und Physiotherapie.
- Medikamentös
- Kognitives Training
- Psychosoziale Betreuung
- Training der Angehörigen

3.4.4   Lues IV

Bei der progressiven Paralyse handelt es sich um eine chronisch-entzündliche Erkrankung im Spätstadium einer nicht ausreichenden Lues (= Syphilis). Die progressive Paralyse zeigt sich hauptsächlich in psychiatrischen Symptomen und tritt 10-20 Jahre nach der erfolgten Infektion in Erscheinung. Etwa 5-10 % der an Lues Erkrankten erkranken auch an der progressiven Paralyse. Betroffen sind fast ausschließlich Männer. Das Manifestationsalter liegt zwischen 40 und 60 Jahren.

Das Syndrom zeigt sich vor allem mit äußerst abstrusen und übertriebenen Größenideen (Patient besitzt Billion Euro) und unterscheidet sich durch diese hahnebüchenen Übertreibungen von der Manie.

Die progressive Paralyse beginnt mit einem pseudoneurasthenischen Vorstadium mit Merkfähigkeitsstörungen, Kopfschmerzen, Konzentrationsstörungen und Nachlassen der körperlichen Leistungsfähigkeit, verbunden mit Schlafstörungen. Es kommt dann entweder zu einer Verflachung der Persönlichkeit und zu affektiver Labilität bis zu einer stumpf-dementen oder euphorisch-dementen Form oder aber zu einer expansiven Form mit Größenwahn und Umtriebigkeit. Seltener sind depressive oder paranoide Formen. In jedem Fall entwickelt sich ohne Behandlung eine Demenz.

Symptome
- Pupillenstörung
- Reizbarkeit, Erschöpfbarkeit schleichend progredient
- Distanzlosigkeit, Enthemmung, paranoide Symptome
- unbehandelt schwerste Demenz und Tod innerhalb weniger Jahre

Therapie
- hochdosierte Antibiotika
- nur symptomatisch behandelbar

3.4.5 Morbus Pick

Wie der Morbus Alzheimer verläuft auch der Morbus Pick schleichend progredient ohne Fluktuationen. Er tritt bei Frauen doppelt so häufig auf wie bei Männern und ist insgesamt selten.

Diese degenerative Erkrankung betrifft ganz vorrangig das Frontalhirn sowie das Temporalhirn, zeigt eine starke Erblichkeit und beginnt nach dem 4. Lebensjahrzehnt mit einer Verlaufsdauer von 2-10 Jahren.

Im Vordergrund stehen frühzeitig progrediente Persönlichkeitsveränderungen, mit Verlust des Taktgefühles und zunehmender Distanzlosigkeit, während die kognitiven Funktionen noch verhältnismäßig lange erhalten bleiben.

Die Patienten fallen vor allem durch Enthemmung, Triebhaftigkeit (mit Kriminalität) und dem Verlust sozialer Fertigkeiten und Funktionen auf.

Symptome
- relativ langsam voranschreitende Persönlichkeitsveränderung mit Affektlabilität und Schlafstörungen
- relativ geringe neurologische Defizite; Kognition, Gedächtnis und Orientierung fallen erst spät aus
- zunehmende Vernachlässigung von Freunden, Haushalt und Beruf
- Verlust moralischer Wertvorstellungen und Entgleisung

Epidemiologie
- Beginn zwischen 50.-60. Lebensjahr
- 1 % der Demenzkranken sind betroffen
- mittlere Dauer (bis zum Tod) ca. 7 Jahre
- wird dominant vererbt

Symptome
- Verändertes Sozialverhalten
- Enthemmung
- Verlust von Takt und Schicklichkeit
- Sprachstörungen bis zum vollständigen Mutismus

Therapie
Die Therapie beschränkt sich auf pflegerische Maßnahmen: eine kausale Therapie ist nicht bekannt.
- Beaufsichtigung und Dauerhospitalisierung
- bei Unruhe: Neuroleptika

3.4.6 Chorea Huntington

Chorea Huntington ist eine Erkrankung des ZNS mit zunächst unspezifischer psychischer Beeinträchtigung und choreatischen Bewegungsstörungen. Der

Beginn liegt im 30.-45. Lebensjahr. Es handelt sich um eine Erbkrankheit mit einem Defekt auf dem 4. Chromosom, die autosomal dominant vererbt wird. Es erkranken etwa 50 % der Familienmitglieder (vgl. Kinder- und Jugendpsychiatrie).

Chorea Huntington verläuft letal (tödlich).

Symptome
- unwillkürlich zuckende Bewegungen im Gesicht, Extremitäten und Rumpf
- Rigor
- Minderung kognitiver Leistungen
- Ängstlichkeit, Depressivität, Affektlabilität
- fortschreitend: Enthemmung, Aggressivität und Delinquenz

Therapie
- kausale Therapie nicht möglich
- Ergo- und Bewegungstherapie
- Selbsthilfegruppen
- Neuroleptika bei Unruhe

3.4.7 Morbus Parkinson

Morbus Parkinson, auch Schüttellähmung genannt, ist durch eine Degeneration der dopaminergen Neurone (Dopamin produzierende Nervenzellen) in der Substantia nigra, einer Struktur im Mittelhirn, gekennzeichnet. Es handelt sich um eine langsam fortschreitende neurologische Erkrankung. Die Parkinsonkrankheit wird durch das Absterben von Zellen im Mittelhirn ausgelöst, wo der Botenstoff Dopamin hergestellt wird. Der Mangel an Dopamin führt dann zu einer Verminderung der aktivierenden Wirkung der Basalganglien auf die Großhirnrinde.

Neuere Forschungen legen den Schluss nahe, dass der Untergang der Dopamin produzierenden Zellen durch eine Überproduktion des Proteins Alpha-Synuclein in diesen Zellen mitverursacht wird. Alpha-Synuclein ist bei gesunden Menschen an dem Abtransport funktionsfähiger Proteine beteiligt. Das überschüssige Alpha-Synuclein sorgt bei Parkinson-Kranken für eine Unterbrechung der Weiterverarbeitung der Proteinsequenz in ein richtig gefaltetes Protein. Die Alpha-Synuclein-Überdosis wird ursprünglich durch einen Gendefekt verursacht, bei dem die DNS-Sequenz zur Produktion von Alpha-Synuclein doppelt oder dreifach vorkommt.

Die die **Kardinalsymptome** der „Parkinsontrias" sind
- (Ruhe-) Tremor (Zittern)
- Rigor (erhöhter Muskeltonus mit Steifheit der Muskeln)

○ Akinese (Bewegungsarmut)

Diese Symptome werden auch in einer typischen Körperhaltung der Patienten widergespiegelt.

Die Arme werden beim Gehen nicht mitbewegt, der Gang ist schlurfend bei gebeugter Haltung, das Gesicht ist ausdruckslos, maskenhaft, die Hände zittern ständig.

Die Parkinsonkrankheit ist häufig mit Depressionen verbunden, die den motorischen Symptomen vorausgehen. Weitere Zeichen der Erkrankung sind vegetative Störungen und Stimmungsschwankungen.

weitere Symptome
○ Schwitzen, Hitzegefühl
○ abnormer Speichelfluss
○ abnorme Talgsekretion (Salbengesicht)
○ kleinschrittiger Gang
○ kein intellektueller Abbau, das Fortschreiten der Krankheit wird bewusst wahrgenommen; cave: Suizid!
○ Antriebsminderung bis zur Apathie

Der Beginn liegt meist zwischen dem 40.-50. Lebensjahr, wobei Männer um den Faktor 1,9 häufiger als Frauen betroffen sind. Die Ursachen sind unbekannt. Extrem selten tritt das Parkinson-Syndrom bereits vor dem 40. Lebensjahr auf.

Im Alter von 40-44 Jahren ist ungefähr einer von 10.000 Menschen betroffen. Die Manifestationsrate steigt mit zunehmendem Alter bis etwa zum 75. Lebensjahr, wonach sie wieder abnimmt. Bei den über 80-Jährigen leiden etwa 1,5-2,0 % an dem Parkinson-Syndrom. Es wird geschätzt, dass in Deutschland 300.000-400.000 betroffen sind.

Therapie
Es gibt noch keine ursächliche Behandlung des Parkinson-Syndroms, die in einem Aufhalten der fortschreitenden Degeneration der Nerven bestünde. So muss man sich mit einer Behandlung der Symptome begnügen. Diese zunehmend besser werdende Behandlung ermöglicht den Patienten zumindest in den ersten Jahren der Erkrankung ein nahezu unbehindertes Leben. Dies geschieht auf der medikamentösen Ebene hauptsächlich durch die Gabe von Levodopa, einer Vorstufe des Dopamins.

Zudem ist ausreichende Bewegung notwendig, um die typische allmähliche Verminderung der Mobilität so lange wie möglich hinauszuzögern. Im fortgeschrittenen Krankheitsverlauf ist eine speziell auf Parkinson ausgerichtete Krankengymnastik erforderlich. Ebenfalls sinnvoll ist bei erschwertem Sprechen und Schlucken eine logopädische Unterstützung. Die Ergotherapie kann den

Alltag unterstützen, indem sie an der Raumwahrnehmung zur Verbesserung der Bewegungsabläufe arbeitet.

- Medikamentös (Dopamin, Antidepressiva)
- Krankengymnastik
- Logopädische Unterstützung
- Ergotherapie
- Begleitende und stützende Psychotherapie

3.4.8 HIV und AIDS

Die HIV-Demenz ist inzwischen die häufigste Demenzform bei jungen Patienten.

30 % aller AIDS-Patienten entwickeln eine Demenz.

Symptome
- unspezifisch: Müdigkeit, Gewichtsverlust, Diarrhoe, Leistungsabfall, Schwindel, Kopfschmerz
- Apathie
- Depression, Angstzustände
- kognitive Einbußen
- Verlangsamung

Therapie
- Behandlung der HIV-Infektion mit Kombinationstherapie
- keine kausale Therapie bekannt
- begleitende und stützende Psychotherapie
- Selbsthilfegruppen
- Antidepressiva und Neuroleptika

3.4.9 Hormonveränderungen

Hormonveränderungen können dann in eine Demenz münden, wenn der Hormonspiegel zu gering ist.

Beispiele sind Morbus Cushing (Cortisonspiegel durch organische Erkrankung oder hohe Gaben von Cortison gestört) und die Hypothyreose (Schilddrüsenunterfunktion).

Die Patienten weisen ein charakteristisches Erscheinungsbild auf.

Auswirkungen einer vermehrten Cortisolproduktion beim Cushing-Syndrom	
Störung des	**führt zu**
Kohlenhydratstoffwechsels	diabetischer Stoffwechsellage, Hyperglykämie und Ketoazidose, Gewichtszunahme
Mineralstoffwechsels	Hypertonie
Eiweißstoffwechsels	Adynamie (Antriebslosigkeit), Muskelschwund
Fettstoffwechsels	Vollmondgesicht, Stammfettsucht
Zentralnervensystems	psychischen Störungen mit Aggressionen und/oder depressiver Verstimmung

3.4.10 Delir versus Demenz

Differenzialdiagnose

Sowohl Delir als auch Demenz zeigen kognitive Störungen. Die Veränderungen sind bei der Demenz aber konstanter und fluktuieren nicht. Wenn typische Symptome des Delirs vorliegen, kann keine Demenz diagnostiziert werden. Bei einer Demenz müssen Störungen von Gedächtnis, Denkvermögen und Affekt im Gegensatz zum Delir länger als sechs Monate bestehen

Patienten mit einer vorgetäuschten Erkrankung (Ganser-Syndrom) versuchen, die Symptome eines organischen Psychosyndroms nachzuahmen. Es handelt sich gewöhnlich um eine dicht unter der Bewusstseinsschwelle ablaufende Zweckreaktion.

Die Schizophrenie ist durch konstantere und besser organisierte Halluzinationen und Wahnvorstellungen gekennzeichnet. Schizophrene Patienten zeigen normalerweise keinen Wechsel der Bewusstseinslage, die Orientierung ist intakt.

Merkmal	Delir	Demenz
Bewusstseinstrübung	Ja	Nein
Beginn	plötzlich, Zeitpunkt bekannt	allmählich, Zeitpunkt nicht bekannt
Verlauf	akut, Tage bis Wochen, selten länger als einen Monat, max. sechs Monate	chronisch, länger als sechs Monate, typischerweise über Jahre fortschreitend
Orientierungsstörungen	früh im Verlauf	spät im Verlauf
Befundschwankungen	ausgeprägt	gering
Psychomotorische Veränderungen	ausgeprägte Hyper- oder Hypoaktivität	spät im Verlauf, falls keine Depression
Körperliche Befunde	ausgeprägt	gering

Lernkontrolle 3

zur Vorbereitung auf die Amtsarztprüfung

1. Teilen Sie die organischen Psychosyndrome nach ihrer Verlaufsform ein und nennen Sie Beispiele!
2. Können Sie die organische Persönlichkeits- und Verhaltensänderung charakterisieren?
3. Was ist das Korsakow-Syndrom?
4. Wer ist besonders durch akute organische Psychosen gefährdet?
5. Welche Symptome treten im Delir auf?
6. Wie unterscheiden sich die Symptome der Demenz vom Delir?
7. Wie verändern sich das Wesen und das Verhalten eines Demenzpatienten?
8. Was ist der typische Verlauf der vaskulären Demenz?
9. Was ist ein Parkinson-Syndrom?
10. Welche psychiatrischen Erkrankungen treten bei Patienten mit HIV Infektion auf?

Schreiben Sie hier Ihre Fragen zu diesem Kapitel auf !

Musterlösungen zur Lernkontrolle 1

1. Teilen Sie die organischen Psychosyndrome nach ihrer Verlaufsform ein und nennen Sie Beispiele!

Zu den organischen Psychosyndromen mit akuter Verlaufsform zählen das Delir, Durchgangssyndrome, amentielles Syndrom, akutes Korsakow-Syndrom, Bewusstseinsminderung, Halluzinose und Dämmerzustand. Chronische Verlaufsform haben die Demenz, organische Persönlichkeitsveränderungen und die Korsakow-Psychose.

2. Können Sie die organische Persönlichkeits- und Verhaltensänderung charakterisieren?

Eine organische Psychose muss angenommen werden und bedarf weiterer Abklärung, wenn spezielle, vorher nicht beobachtet, Verhaltensweisen auftreten. Hierzu zählen Verhaltensabweichungen, Veränderungen im emotionalen Verhalten, Nachlassen von Gedächtnisleistungen, Gefühlsverarmung, Interesselosigkeit, Verlust schöpferischer Leistung, Vernachlässigung der eigenen Person, Hemmungslosigkeit, Gleichgültigkeit und Versagen beim Ausführen gewohnter Tätigkeiten. Bonnhöfer hat die Symptomtrias der akuten exogenen Psychose definiert als Minderung der Wahrnehmung, Verarmung des Gedächtnisses und Verwirrung der Orientierung. Grundsätzlich lassen sich die körperlich begründbaren Störungen im Großenblutbild und/oder CT nachweisen.

3. Was ist das Korsakow-Syndrom?

Beim Korsakow-Syndrom, das nicht mit der Korsakow-Psychose, die chronisch und nicht reversibel ist, zu verwechseln ist, handelt es sich um eine ausgeprägte und typische Form des amnestischen Syndroms. Das akute Korsakow-Syndrom ist durch die Symptom-Trias Desorientiertheit, Merkfähigkeitsstörungen und Konfabulationen gekennzeichnet. Hinzu kommen gelegentlich Auffassungsstörungen, Euphorie, Kritiklosigkeit und selten Passivität.

4. Wer ist besonders durch akute organische Psychosen gefährdet?

Grundleiden, die zu akuten organischen Psychosen führen können, sind Leber- und Niereninsuffizienz, Tumore, entzündliche Prozesse, Multiple Sklerose, Traumata, Gefäßprozesse im Gehirn, Epilepsien, schwere Infektionskrankheiten, Intoxikationen und Vitaminmangelsyndrome.

5. Welche Symptome treten im Delir auf?

Beim Delir handelt es sich um eine akute, reversible Psychose mit Bewusstseinstrübung und Sinnestäuschung. Das Delir ist ein lebensbedrohlicher Notfall.

Es finden sich Verwirrtheit, Angst und Erregung im Sinne einer Beschäftigungsunruhe neben Akoasmen und optischen Halluzinationen. Bewusstsein und Aufmerksamkeit sind gestört, die allgemeine Reaktion ist verlangsamt. Der Patient hat ein traumhaftes Erleben und tranceähnliche Zustände. Typisch ist eine zeitliche Desorientiertheit, in schweren Fällen besteht auch eine Desorientierung zu Ort und Person.

Meist finden sich auch körperliche Symptome wie Tremor, vegetative Störungen und Kreislaufinsuffizienz. Häufig beobachtet man Greif- und Zupfbewegungen auf der Bettdecke sowie Greifen nach halluzinierten Gegenständen oder Tieren. Ferner kommt es zu sinn- und zweckloser stereotyper Laufmotorik mit kleinen Bewegungsexkursionen. Es treten psychomotorische Störungen mit Nesteln und Fädenziehen und Störungen des Schlaf-Wach-Rhythmus auf. Reizbarkeit, Euphorie, Apathie und Ratlosigkeit können ebenso wie optische, taktile, akustische und andere Halluzinationen vorkommen.

Manchmal werden fantastische, traumähnliche Bilder von szenischem Charakter erlebt, was man als Oneiroid bezeichnet. Das Bewusstsein ist im Allgemeinen nur schwach getrübt, eine Amnesie besteht selten. Ebenso wie bei anderen Syndromen ist das Delir eine unspezifische Reaktion des Gehirns.

6.   Wie unterscheiden sich die Symptome der Demenz vom Delir?

Sowohl Delir als auch Demenz zeigen kognitive Störungen. Die Veränderungen sind bei der Demenz aber konstanter und fluktuieren nicht. Wenn typische Symptome des Delirs vorliegen, kann keine Demenz diagnostiziert werden. Bei einer Demenz müssen Störungen von Gedächtnis, Denkvermögen und Affekt im Gegensatz zum Delir länger als sechs Monate bestehen. Das Delir verläuft akut über Tage bis Wochen und selten länger als einen Monat, maximal sechs Monate. Demenz ist dagegen chronisch, besteht länger als sechs Monate und ist typischerweise über Jahre fortschreitend. Der Beginn ist beim Delir plötzlich, wobei der Zeitpunkt bekannt ist. Die Demenz beginnt dagegen allmählich ohne festlegbaren Krankheitsbeginn. Orientierungsstörungen finden sich beim Delir im Gegensatz zur Demenz früh im Verlauf. Im Gegensatz zur Demenz geht ein Delir mit einer Bewusstseinstrübung einher. Beim Delir findet sich eine ausgeprägte Hyper- oder Hypoaktivität, wogegen psychomotorische Veränderungen bei Demenz erst spät im Verlauf auftreten.

7.   Wie verändern sich das Wesen und das Verhalten eines Demenzpatienten?

Bei Demenzpatienten sind Merkfähigkeit, Gedächtnis und Wortfindung gestört. Es findet sich eine Einengung der Interessen und eine affektive Erstarrung, im fortgeschrittenen Stadium Apraxie und Aphasie. Zunehmend treten Orientierungsstörungen in allen Bereichen und die Unfähigkeit, Sinnzusammenhänge zu erfassen, auf. Im weiteren Verlauf kommt es zu fortschreitendem körperlichen Zerfall. Da die Patienten nur selten in der Lage sind, ihre Angelegenheiten zu regeln, ist fast immer eine Betreuung nötig.

8. Was ist der typische Verlauf der vaskulären Demenz?

Die vaskuläre Demenz wird durch das Auftreten zahlreicher kleiner Ödeme im Gehirn verursacht, wobei das Gesamtvolumen dieser vielen kleinen Infarkte den Schweregrad bestimmt. Deshalb spricht man auch von einer Multiinfarktdemenz. Die vaskuläre Demenz beginnt plötzlich mit einem schubweisen Verlauf. Gedächtnis und Persönlichkeit bleiben relativ lange erhalten. Die Betroffenen sind emotional instabil und haben paranoide Ideen. Im späteren Verlauf kommt es oft zu einer Zuspitzung der Persönlichkeit, deliranten und nächtlichen Verwirrtheitszuständen. Das schöpferische Denken und die Urteilskraft sind stark eingeschränkt.

9. Was ist ein Parkinson Syndrom?

Morbus Parkinson, auch Schüttellähmung genannt, ist durch eine Degeneration der dopaminergen Neurone in der Substantia nigra, einer Struktur im Mittelhirn, gekennzeichnet. Es handelt sich um eine langsam fortschreitende neurologische Erkrankung. Die Parkinsonkrankheit wird durch das Absterben von Zellen im Mittelhirn ausgelöst, wo der Botenstoff Dopamin hergestellt wird. Der Mangel an Dopamin führt zu einer Verminderung der aktivierenden Wirkung der Basalganglien auf die Großhirnrinde. Tremor, Rigor und Akinese sind die drei Kardinalsymptome der „Parkinsontrias". Diese Symptome werden auch in einer typischen Körperhaltung der Patienten widergespiegelt. Die Arme werden beim Gehen nicht mitbewegt, der Gang ist schlurfend bei gebeugter Haltung, das Gesicht ist ausdruckslos, maskenhaft, die Hände zittern ständig. Die Parkinsonkrankheit ist häufig mit Depressionen verbunden, die den motorischen Symptomen vorausgehen. Weitere Zeichen der Erkrankung sind vegetative Störungen und Stimmungsschwankungen.

10. Welche psychiatrischen Erkrankungen treten bei Patienten mit HIV-Infektion auf?

Die HIV-Demenz ist inzwischen die häufigste Demenzform bei jungen Patienten. 30 % aller AIDS-Patienten entwickeln eine Demenz.

Schriftliche
Amtsarztfragen

Amtsarztfragen

Frage 1
Welche der folgenden Aussagen zur Nicht-Alzheimer-Demenz treffen zu?

A. Die Wahrscheinlichkeit, an einer Demenz zu erkranken, ist unabhängig vom Lebensalter.
B. Bei einer Demenz müssen Störungen von Gedächtnis, Denkvermögen und Affekt im Gegensatz zum Delir länger als sechs Monate bestehen.
C. Eine Demenz tritt bei Personen unter 60 Jahren nicht auf.
D. Zur Objektivierung der Demenz ist eine EEG-Untersuchung (Elektroen-zephalographie) ausreichend.
E. Von der Demenz muss die „Pseudodemenz" bei depressiven Erkrankungen abgegrenzt werden.

Frage 2

Welche der folgenden Erkrankungen können eine organische Psychose auslösen?

A. Schizophrenie
B. Bipolare affektive Störung
C. Multiple Sklerose
D. Leberzirrhose
E. Chronische Niereninsuffizienz

Frage 3

Welche der folgenden Aussagen zum Delir treffen zu?

A. Es liegt eine Störung des Bewusstseins vor.
B. Es liegen meist akustische Halluzinationen vor.
C. Ein Delir wird immer durch eine alkoholbedingte Gehirnschädigung verursacht.
D. Typisch ist eine zeitliche Desorientiertheit, in schweren Fällen auch eine Desorientierung zu Ort und Person.
E. Zu finden ist eine Beeinträchtigung vor allem des Langzeitgedächtnisses bei relativ intaktem Kurzzeitgedächtnis.

Frage 4

Welche der folgenden Aussagen gelten bezüglich der Schizophrenie?

A. Eine Schizophrenie wird überwiegend durch äußere Einflüsse ausgelöst.
B. Bevorzugt erkranken Menschen nach dem 50. Lebensjahr.
C. Eine Schizophrenie heilt bei 70 % der Patienten vollständig aus.
D. An einer Schizophrenie erkranken Männer und Frauen etwa gleich häufig.
E. Eine schizophrenie-ähnliche Psychose kann auch durch Drogen ausgelöst werden

Frage 5

Welche Aussage zu affektiven Störungen trifft zu?

A. Typische Hinweise auf eine Manie sind Halluzinationen.
B. Im formalen Denken fällt bei manischen Störungen eine Ideenflucht auf.
C. Im Rahmen einer manischen Phase erwartet man einen erniedrigten Blutdruck beim Patienten.
D. Depressive Patienten entwickeln nach einer Depression in der Regel eine Manie.
E. Typisches Symptom einer affektiven Störung im Spätstadium ist ein demenzieller Abbau.

Frage 6

Die Parkinsonkrankheit ist häufig verbunden mit psychischen Störungen, die den motorischen Symptomen vorausgehen können.
Hierbei handelt es sich am häufigsten um:

A. Schwere kognitive Beeinträchtigungen
B. Wahn
C. Depressionen
D. Angststörungen
E. Halluzinationen

Frage 7

Welche der folgenden Aussagen treffen zu?
Symptome einer schizophrenen Erkrankung sind:

A. Wahn
B. Orientierungsstörungen
C. Ich-Störungen
D. Störungen der Affektivität
E. Halluzinationen

Frage 8

*Bei welcher der folgenden Krankheiten ist das Symptom „Verarmungswahn"
typisch?*

A. Schizo-affektive Psychose
B. Schizophrenia simplex
C. Schwere Depression
D. Hebephrenie
E. Paranoid-halluzinatorische Psychose

Frage 9

Welche der folgenden Aussagen treffen zu?
Manische Syndrome können gekennzeichnet sein durch:

A. Gereiztheit
B. Euphorische Stimmungslage
C. Konzentrationsstörungen
D. Assoziationslockerung
E. Fremdaggressives Verhalten

Frage 10

*Bei der sog. larvierten Depression stehen im Vordergrund der
Beschwerdeschilderung:*

A. Körperliche Beschwerden
B. Antriebsminderung
C. Selbstmordfantasien
D. Affektive Beeinträchtigungen
E. Denkstörungen

Frage 11

Welche der folgenden Aussagen zur Schizophrenie treffen zu?

A. Ein Hinweis auf das Bestehen einer Schizophrenie sind Beziehungsideen.
B. Ein allmählicher Krankheitsbeginn ist ein prognostisch günstiges Zeichen.
C. Wegen der ausgeprägten Krankheitseinsicht willigt der schizophrene Patient meist schnell in eine Therapie ein.
D. Nach Absetzen einer neuroleptischen Medikation besteht kaum Rezidivgefahr.
E. Affektverflachung und Sprachverarmung zählt man zu den Negativsymptomen.

Frage 12

Welche der folgenden Aussagen treffen zu?
Bei Patienten mit manischen Phasen werden nicht selten folgende
Verhaltensweisen beobachtet:

A. Antriebsminderung
B. Vermehrtes Schlafbedürfnis
C. Konflikte mit Arbeitskollegen
D. Sexuelle Exzesse
E. Eingehen unerfüllbarer Verträge

Frage 13

Der Gedankenentzug bei schizophrenen Patienten gehört zu welcher Gruppe
von Störungen?

A. Antriebsstörungen
B. Formale Denkstörungen
C. Affektstörungen
D. Ich-Störungen
E. Gedächtnisstörungen

Frage 14

Welches Symptom ist am ehesten typisch für eine depressive Episode?

A. Gesteigerter Appetit
B. Hyperaktivität
C. Verminderter Antrieb
D. Ideenflucht
E. Vermindertes Schlafbedürfnis

Frage 15

Zu den typischen psychopathologischen Symptomen der Schizophrenie
gehört:

A. Störung der zeitlichen Orientierung
B. Beeinträchtigung des Bewusstseins
C. Störung des inhaltlichen Denkens
D. Gedächtnisstörungen
E. Angeborene Intelligenzstörungen

Frage 16

Psychopathologisches Phänomen einer Schizophrenie ist:

A. Schlaganfall
B. Sog. „doppelte Buchführung"
C. Pathologisches Herzgeräusch
D. Nykturie
E. Koma

Frage 17

Welche der folgenden Aussagen trifft (treffen) zu?
Zu den Positivsymptomen einer Schizophrenie zählt (zählen):

A. Mangelnde Körperpflege
B. Lautes Hören eigener Gedanken
C. Antriebsmangel
D. Verfolgungswahn
E. Hypersomnie (krankhaft gesteigertes Schlafbedürfnis)

Frage 18

Welcher der folgenden Aussagen trifft (treffen) zu?
Zu den Negativsymptomen einer Schizophrenie zählt (zählen):

A. Inhaltliche Denkstörungen
B. Emotionale Verarmung
C. Gedankenausbreitung
D. Sozialer Rückzug
E. Manie

Frage 19

Zu den typischen Symptomen einer Manie zählen:

A. Ein deutlich vermehrtes Redebedürfnis
B. Man hält sich für deutlich qualifizierter und intelligenter, als man tatsächlich ist
C. Ein deutlich erhöhtes Schlafbedürfnis
D. Formale Denkstörungen
E. Vermindertes Selbstwertgefühl mit Zweifel an sich selbst

Frage 20

Welche der folgenden Aussagen zu Symptomen einer depressiven Episode trifft (treffen) zu?

A.   Das Ausmaß der Symptomatik reicht von leicht gedrückter Stimmung bis zu schwermütigem, scheinbar ausweglosem, versteinertem Nichts-mehr-Fühlen-Können.

B.   Es besteht ein Gefühl der Hoffnungslosigkeit.

C.   Erkennbar meist an mangelnder Mimik und Gestik, leiser, zögernder Stimme.

D.   Frühmorgendliches Erwachen spricht gegen eine Depression.

E.   Verminderter Appetit ist ein häufiges Symptom.

Frage 21

Welche Aussage trifft für depressive Episoden im hohen Lebensalter zu?

A.   Schwere Depressionen werden im hohen Lebensalter so gut wie nie beobachtet.

B.   Es handelt sich um eine normale Alterserscheinung.

C.   Es wird häufig zu Unrecht eine Demenz angenommen.

D.   Psychotherapie ist stets ausreichend.

E.   Körperliche Symptome treten nicht auf.

Frage 22

Beim amnestischen Syndrom (Korsakow) ist das Gedächtnis meist wie folgt beeinträchtigt:

A.   Erinnerungslücken

B.   Fehldeutung von Wahrgenommenem

C.   Störung des Kurzzeitgedächtnisses

D.   Komplette Erinnerungslosigkeit

E.   Konfabulationen

Frage 23

Welche der nachfolgend genannten Symptome sind typisch für eine Demenz bei HIV-Krankheit?

A.   Dauernde Antriebssteigerung

B.   Antriebsarmut

C.   Die lebenspraktischen Funktionen sind nicht beeinträchtigt

D.   Symptome treten erst nach dem 70. Lebensjahr auf

E.   Fortschreitende Konzentrations- und Gedächtnisstörungen

Frage 24

Welche Erscheinungen gehören zum Symptomenkreis der Demenz?

A.   Orientierungsstörung (im Hinblick auf Ort und Zeit)

B.   Herzneurose

C.   Merkfähigkeitsstörungen

D.   Beeinträchtigung der Urteilsfähigkeit

E.   Chronische Gastritis

Frage 25

Folgen frühkindlicher Hirnschädigung können sein:

A.   Lese- und Rechtschreibschwäche

B.   schwere Intelligenzschwäche

C.   herabgesetzte emotionale Belastungsfähigkeit

D.   Aufmerksamkeitsschwäche

E.   Verhaltens- und Kontaktstörungen

Frage 26

Der 59-jährige frühere Pilot und spätere Versicherungsangestellte Herr S. kommt mit seiner Ehefrau in eine Klinik. Seit dem 55. Lebensjahr hat er seine Hobbys aufgegeben. Wegen zahlreicher Fehler in der Arbeit tritt er mit 58 Jahren vorzeitig in den Rentenstand ein. Im Weiteren treten kontinuierlich sich verstärkende Gedächtnis- und Merkfähigkeitsstörungen und schließlich Desorientiertheit auf. Ansonsten bestehen keine besonderen Erkrankungen in der Anamnese. Die Diagnose lautet am wahrscheinlichsten:

A.   Demenz vom Alzheimer-Typ

B.   Schizophrenie

C.   Altersdepression

D.   Morbus Binswanger

E.   Morbus Pick

Frage 27
Zu den Themen des melancholischen Wahns gehören:

A.   Nihilistischer Wahn

B.   Schuldwahn

C.   Dermatozoenwahn

D.   Hypochondrische Befürchtungen und Krankheitswahn

Frage 28

Welche psychotherapeutischen Maßnahmen sind für vaskuläre Demenz indiziert?

A.   Falls möglich psychotherapeutische Gespräche.

B.   Behandlung mit Beschäftigungs- und Körpertherapien sind förderlich.

C.   Katathymes Bilderleben erweist sich als hilfreich.

D.   Einbeziehung der Familie in den therapeutischen Prozess.

Lösungen

Lösungen zu den schriftlichen Amtsarztfragen	
Frage	**Lösung**
1	B, E
2	C, D, E
3	A, D
4	D, E
5	B
6	C
7	A, C, D, E
8	C
9	A, B, C, D, E
10	A
11	A, E
12	C, D, E
13	D
14	C
15	C
16	B
17	B, D
18	A, B, D
19	A, B, D
20	A, B, C, E
21	C
22	A, C, E
23	B, E
24	A, C, D
25	A, B, C, D, E
26	A
27	A, B, D
28	A, B, D

Kleines Lexikon

Kleines psychologisches Lexikon

Absence

englisch „Abwesenheit", bezeichnet eine An-
fallsart bei Epilepsie mit einer kurzen Bewusstseinsstörung, die einige Sekunden dauert, aber
nicht zum Sturz des Betroffenen führt

Abusus

lateinisch „Missbrauch", bezeichnet den über-
mäßigen, meist suchtgesteuerten Konsum von
Rauschmitteln jeder Art

Abwehr

Gesamtheit der psychischen Prozesse, die das
Ich vor inneren oder äußeren Gefahren, insbesondere vor Angst, schützen

Abwehrmechanismen

unbewusste psychische Vorgänge, die den
Zweck haben, miteinander in Konflikt stehende
psychische Tendenzen wie Triebe, Wünsche,
und Werte zu kompensieren

Affekt

kurz andauernde, aber stark ausgeprägte „Ge-
fühlswallung", wie z.B. Freude Angst, Wut oder
Hass

Affektarmut

reduzierte Bandbreite und Intensität des Ausdrucks von Gefühlen

Affektinkontinenz

bereits bei geringem Anlass überschießende
Affekte

Affektive Psychose

psychische Störungen, die durch eine Veränderung der Stimmung (Affektivität) gekennzeichnet sind, begleitet von einer Veränderung des
Aktivitätsniveaus

Affektive Störung

Erkrankung mit Störungen der Affektivität, die
sich in zwei entgegengesetzte Richtungen äußern kann: als Manie und als endogene Depression (Melancholie)

Affektivität

Gesamtheit aller Affekte

Affektlabilität

Stimmungsstabilität, schneller und häufiger
Wechsel zwischen Affekten wie Wut und Freude

Affektstarre	Verharren in einer bestimmten Stimmung unabhängig von der äußeren Situation
Agitation	motorische Unruhe, ruheloses, unstillbares Bewegungsbedürfnis bei gesteigerter innerer Erregbarkeit
Agnosie	Unvermögen, sich das mit den Sinnesorganen Wahrgenommene bewusst zu machen und dadurch zu erkennen; Agnosie entsteht durch Ausfall bestimmter Areale der Gehirnrinde bei intakten Sinnesorganen
Agoraphobie	Platzangst
Agraphie	Unfähigkeit, Wörter und Texte zu schreiben, trotz der dafür notwendig vorhandenen Handmotorik und Intelligenz
Akalkulie	Unfähigkeit trotz vorhandener Intelligenz zum Umgang mit Zahlen (Rechnen)
Akinese	hochgradige Bewegungsarmut bis hin zur Bewegungslosigkeit (Stupor)
Akoasmen	unspezifische akustische Halluzinationen (poltern, zischen, knallen)
Alexie	völliges Unvermögen, zu lesen trotz normalem Sehvermögen
Alexithymie	mangelnde Fähigkeit im Umgang und Ausdruck von Gefühlen
Alkoholabhängigkeit	Abhängigkeit bedeutet Unselbstständigkeit, das Angewiesensein auf jemanden oder etwas, in diesem Fall von Alkohol; umgangssprachlich wird Abhängigkeit oft mit dem vieldeutigen Begriff der Sucht gleichgesetzt
Ambitendenz	gleichzeitig nebeneinander vorkommende entgegengesetzte Willensimpulse machen ein entschlossenes Handeln unmöglich
Ambivalenz	gleichzeitig bestehende und sich widersprechende gegensätzliche Gefühle
Amenorrhö	Ausbleiben bzw. Fehlen der Menstruation bei der geschlechtsreifen Frau

Amnesie

inhaltlich und zeitlich begrenzte Erinnerungslücke

anale Phase

psychoanalytischer Begriff, der die Entwicklungsphase bezeichnet, in der Autonomie, Ordnung und Sauberkeit im Vordergrund stehen

Analgesie

Schmerzbeseitigung

Anamnese

diagnostisches Hilfsmittel; im Gespräch wird die Vorgeschichte der Erkrankung des Patienten bzw. seine Lebensentwicklung erfragt

Anankasmus

Zwanghaftigkeit im Denken oder Handeln

Aneurysma

krankhafte ballonartige Erweiterung eines Blutgefäßes oder der Herzwand nach einem Infarkt

Angst

Gefühl von Bedrohtsein, Angst ist ein Symptom

Angststörung

pathologische Angst, die mit seelischem Erleben, körperlichen Symptomen und Veränderungen im Verhalten einhergeht

Anhedonie

Verlust der Lebensfreude

Anorexia nervosa

Magersucht, psychisch bedingte Essstörung

Anorexie

Appetitlosigkeit, auch Inappetenz genannt

Anpassungsstörung

gestörter Anpassungsprozess nach einer einschneidenden Lebensveränderung oder nach belastenden Lebensereignissen mit unterschiedlichen affektiven Symptomen und sozialer Beeinträchtigung

Anthropologie

die Wissenschaft vom Menschen unter besonderer Berücksichtigung der biologischen, philosophischen, pädagogischen und theologischen Sicht; im angelsächsischen Sprachgebrauch werden auch die Kultur- und Sozialwissenschaften in den Begriff der Anthropologie einbezogen

Antidepressiva

Arzneimittel hauptsächlich gegen Depressionen, wird aber auch eingesetzt bei Zwangsstörungen, Panikattacken und der posttraumatischen Belastungsstörung

Antisoziale Persönlichkeitsstörung	Störung mit einem gegen die Regeln der Gesellschaft gerichteten Verhalten, u.a. Kriminalität, Aggressivität
Antriebshemmung	innere Blockade geplanter Handlungen
Antriebsarmut	Mangel an Energie, Initiative und Aktivität, z.B. bei Depressionen
Antriebssteigerung	Überschuss an Energie, Initiative und Aktivität, z.B. bei Manie
Apathie	Teilnahmslosigkeit, Fehlen spontaner Aktivität
Aphasie	die Unfähigkeit, zu sprechen (motorische Aphasie, Wortstummheit), Gesprochenes zu verstehen (sensorische Aphasie, Worttaubheit) oder ein gesuchtes Wort zu finden (amnestische Aphasie); Folge von Hirnerkrankungen
Appetenz	Verlangen nach Nahrung, im weiteren Sinn auch Sexualität
Apraxie	Unvermögen, bestimmte Tätigkeiten richtig durchzuführen, obwohl Muskeln und Nerven nicht gelähmt sind; Ursache ist der Ausfall bestimmter Bezirke der Hirnrinde
Archetypen	Urbild, Urtypus; neuplatonischer Begriff; bei C. G. Jung Symbole (z. B. Kreuz) und Bilder (z. B. strahlender Held, Anima, Animus, der alte Weise, das Kind) des kollektiven Unbewussten; Ergebnisse der im Menschen angelegten Bereitschaft, bildhaft hervortreten zu lassen, was an Ideen, Vorstellungen, Instinkten entscheidend wirksam war
asozial	gemeinschaftsfremd, gemeinschaftsunfähig
Asphyxie	drohender Erstickungszustand in Folge eines Absinkens des O_2-Gehalts und/oder einer CO_2-Anreicherung im Blut
Assoziation	Verknüpfung psychischer Inhalte; zuerst von den menschlichen Vorstellungen gebraucht (Ideenassoziation), deren Zusammenhang schon in der Antike (Platon, Aristoteles) als gesetzmäßig erkannt worden ist. J. Locke führte den Begriff Assoziation zur Erklärung von Ge-

dächtnis- und Lernprozessen ein und verstand darunter die gesetzmäßige Verknüpfung von Bewusstseinsinhalten in der Weise, dass das Auftreten einer Vorstellung, eines Begriffs usw. das Bewusstsein der mit ihnen assoziierten Vorstellungen, Begriffe usw. hervorruft. Die Assoziationstheorie Lockes bildet die Grundlage der empiristischen Psychologie des 19. Jahrhunderts, ist aber vielfach von Philosophen und Psychologen, die eine ursprüngliche Wahrnehmung von Ganzheit annehmen, kritisiert worden. In der Psychotherapie werden Assoziationen auch diagnostisch angewandt.

Astasie
Unfähigkeit zu stehen aufgrund von Bewegungskoordinationsstörungen

Asthenie
Schwäche, Kraftlosigkeit, Unfähigkeit zu größeren physischen oder psychischen Anstrengungen

Ataxie
Störung der geordneten Bewegung; Form ausfahrender, schleudernder Bewegungen bei erhaltener Muskelkraft

Ätiologie
Krankheitsursache

Ätiopathogenese
griechisch „Ursachenlehre", die Lehre von der Erforschung der Krankheitsursachen

Atrophie
Verkleinerung bis Schwund von Zellen, Geweben oder Organen aufgrund allgemeiner oder örtlicher Ernährungsstörungen bei Nichtgebrauch

Auffassungsstörung
hierbei ist die Auffassungsgabe verlangsamt, falsch oder fehlt ganz

Aufmerksamkeitsstörung
Konzentrationsstörung

Autismus
kindliche Entwicklungsstörung

Autogenes Training
auf Autosuggestion basierende Entspannungstechnik

Axon
faserartiger Fortsatz der Nervenzelle, über den Erregungsprozesse geleitet werden

Balint-Gruppe
organisierte Gruppe von Therapeuten, die ihre psychotherapeutischen Erfahrungen unter An-

	leitung des Gruppenleiters in regelmäßigen Sitzungen bespricht (begründet von M. Balint)
Barbiturate	Psychopharmaka auf der Basis von Barbituratsäure, das als Schlaf- und Beruhigungsmittel eingesetzt wird
Beeinträchtigungswahn	Betroffene glauben sich von ihrer Umwelt beleidigt, erniedrigt, verhöhnt oder sogar bedroht, trotz Unvereinbarkeit mit der objektiven Realität
Befehlsautomatismus	der Betroffene führt automatische Handlungen aus, die er als nicht von sich gesteuert erlebt
Behinderung – primäre	direkte krankheitsbedingte Einschränkung
Behinderung – sekundäre	individuelle und soziale Reaktion auf Umstände des Krankseins, z.B. Hospitalismus
Belastungsreaktion	Reaktion auf eine außergewöhnliche körperliche und/oder seelische Belastung, die in ihrer Art und ihrem Ausmaß deutlich über das „normale" Maß hinausgeht
Benommenheit	leichte Beeinträchtigung des Bewusstseins mit dösigen und verlangsamten Reaktionen, bei der volle Bewusstseinsklarheit besteht
Betreuung	im juristischen Sinne: Übernahme von Verantwortung und Aufgaben durch einen Betreuer bei einem Patienten mit physischer und/oder psychischer Erkrankung
Betreuungsgesetz	besteht seit dem 1.1.1992 und löst das Vormundschaftsrecht ab; hiernach kann ein Volljähriger aufgrund einer psychischen Krankheit oder einer körperlichen, geistigen oder seelischen Behinderung durch Bestellung des Vormundschaftsgerichtes einen Betreuer erhalten, wenn er seine Angelegenheiten ganz oder teilweise nicht besorgen kann
Bewältigungsstrategien	auch als Coping Strategien bezeichnet
Bewusstsein	Vermögen und Empfindung mentaler Zustände, also etwa Gedanken, Emotionen, Wahrnehmungen oder Erinnerungen

Bewusstseinseinengung	traumhafte Veränderungen des Bewusstseins, nur bestimmte Erlebnisse, Denkinhalte oder Vorstellungen werden fokussiert
Bewusstseinstrübung	Denken und Handeln sind verwirrt
Bewusstseinsverschiebung	Intensitäts- und Helligkeitssteigerung; Betroffene sind ungewöhnlich wach und erleben ein verändertes Tagesbewusstsein
Beziehungswahn	Ereignisse oder Handlungen in der Umgebung werden wahnhaft auf sich selbst bezogen
bilateral	zweiseitig (lat. = „doppelt" + latus = „Seite")
bipolar	zweipolig
Blasensphinkter	Schließmuskel der Harnblase
Borderline-Störung	psychische Erkrankung, deren Hauptmerkmale eine Instabilität der Stimmung, des Selbstbildes und der zwischenmenschlichen Beziehungen sind; Menschen mit Borderline-Syndrom leben in ständiger, oft panikartiger Angst; die soziale Anpassung und die berufliche Leistungsfähigkeit sind durch die Erkrankung oft erheblich beeinträchtigt
Bradykardie	Verlangsamung der Schlagfrequenz des Herzens
Bulimia nervosa	Ess-Brechsucht
Burn-out-Syndrom	meist berufsbezogene, chronische Erschöpfung
cerebral	zum Gehirn gehörig
Charakter	wesentliche Verhaltens- und Einstellungsmerkmale und Handlungsweisen, die das Besondere einer Person ausmachen
Compliance	Bereitschaft des Patienten, bei diagnostischen und therapeutischen Maßnahmen mitzuwirken, z.B. Medikamenteneinnahme
Coping Strategien	psychische Bewältigungsstrategien
Cortex	lateinisch "Rinde", Cortex ist die äußere Schicht eines Organs und bezeichnet die Großhirnrinde

Craving	kontinuierliches und nahezu unbezwingbares Verlangen eines Suchtkranken nach seinem Suchtmittel
dämpfend	abschwächend, unterdrückend, mildernd
Debilität	alter Begriff für eine leichte Intelligenzminderung mit IQ zwischen 50-69
Delinquenz	lateinisch „sich vergehen"; im weitesten Sinne Straffälligkeit; man spricht bei Kindern zum Beispiel von delinquentem Verhalten, wenn es von den sozialen Normen abweicht und damit eine Bestrafung provoziert
Delir	akute psychische Störung mit Verwirrtheit, Bewusstseinstrübung und Desorientiertheit, die eine organische Ursache hat
Demenz	fortschreitender Verfall der geistigen Fähigkeiten als Folge einer Hirnschädigung
Dendriten	Ausläufer von Nervenzellen, an denen die synaptischen Eingänge liegen
Denkhemmung	Betroffene erleben ihr Denken als zeitlich verzögert und die Denkgeschwindigkeit als verlangsamt
Denkverlangsamung	Gedankengang des Betroffenen läuft schleppend und verzögert
Depravation	Verfall der sittlichen und moralischen Verhaltensweisen der früheren Persönlichkeit, vor allem als Suchtfolge
Depersonalisation	veränderte Wahrnehmung der eigenen Person und des Körpers, Entfremdungserleben
Derealisation	veränderte Wahrnehmung der Umwelt; sie wird als fremd und verändert erlebt
Dermatozoenwahn	wahnhafte Überzeugung, dass sich kleine Tierchen, meist Würmer oder Insekten, unter der Haut befinden und sich bewegen
Desorientiertheit	Orientierungsstörung zeitlich, örtlich, situativ, zur eigenen Person
Devianz	Normabweichung

DSM-IV	englisch „Diagnostic and Statistical Manual of Mental Disorders" (Diagnostisches und Statistisches Handbuch psychischer Störungen); diagnostisches Klassifikationssystem der amerikanischen psychiatrischen Vereinigung in der vierten Überarbeitung
Dissimulation	Verbergen oder Verheimlichen von Krankheitssymptomen mit dem Ziel der Vortäuschung von Gesundheit
Dissozialität	Konflikte mit der sozialen Umwelt durch Missachtung der Regeln sozialen Zusammenlebens
Dissoziation	Entkoppelung von psychischen und körperlichen Funktionen
Distanzlosigkeit	ein unangemessenes Interaktionsverhalten, bei dem der Betreffende mit fremden Menschen unangemessen distanzlos, vertraulich, sexuell enthemmt oder direkt umgeht
Diuretika	harntreibendes Mittel
Divergenz	das Auseinanderlaufen z.B. von Ansichten oder Gedankengängen
Durchgangssyndrom	reversible organische Psychose mit Symptomen wie Denkstörung, Gedächtnisstörung und Halluzinationen
Dysarthrie	Störung der Sprachkoordination, die Gliederung und Aussprache betreffend, aufgrund organischer Fehlfunktionen im Bereich der Sprechwerkzeuge
Dyskinesie	funktionelle Störung, die ohne erkennbare organische Ursachen vorliegt
Dyslalie	Auffälligkeit der Aussprache
Dysmorphophobie	zwanghafte Vorstellung, durch vermeintliche körperliche Mängel bei anderen unangenehm aufzufallen
Dyspareunie	sexuelle Funktionsstörung mit Schmerzen beim Geschlechtsverkehr
Dyspepsie	Verdauungsstörung gleich welcher Ursache und Art mit den Hauptanzeichen Appetitlosig-

keit, Schmerzen und Völlegefühl, Aufstoßen und Sodbrennen, Durchfall und Verstopfung

Dyssomnie

Schlafstörung

Dysthymie

chronische Form einer depressiven Verstimmung

Echolalie

krankhafter Zwang, Sätze und Wörter von Gesprächspartnern selbst zu wiederholen

Echopraxie

zwanghaftes, automatisches Nachahmen und Wiederholen von vorgezeigten Handlungen und Bewegungen

efferent

ausleitend, wegführend, herausführend (aus einem Organ, vom Zentrum); Lagebezeichnung in der Anatomie; Gegensatz: afferent

Eingeengtes Denken

Einschränkung des inhaltlichen Denkumfangs, Verhaftetsein an ein Thema oder an wenige Themen

Einwilligungsfähigkeit

Fähigkeit, Wesen und Tragweite eines ärztlichen Eingriffes zu ermessen und danach selbstverantwortlich Entschlüsse zu fassen

Ejaculatio praecox

vorzeitiger Samenerguss

Empathie

einfühlendes Verständnis

endogen

im Körper selbst gebildet, aus anlagebedingten Gegebenheiten entstehend, z. B. endogene Psychosen

endokrin

mit innerer Sekretion, nach innen, ins Blut absondernd

Enkopresis

Selbsteinkoten bei Kindern, die über 2 Jahre alt sind

Enthemmung

von Affekten beherrschter, unkontrollierter Zustand

Enuresis

ungewolltes Urinieren bei Kindern, die über 3 Jahre alt sind

Enzephalitis

Entzündung des Gehirns

Epidemiologie

die Epidemiologie betrachtet die Ursachen und Risikofaktoren von Krankheiten in bestimmten Bevölkerungsgruppen im Vergleich zur Gesamtbevölkerung; sie untersucht den zeitlichen Verlauf von Krankheiten und die sozialen und finanziellen Folgen; die Epidemiologie bewertet diagnostische Methoden, Vorbeugemaßnahmen und stellt ihre Ergebnisse statistisch dar

Epilepsie — wird auch als Fallsucht beschrieben; Krankheitsgruppe, die durch zeitweilige Veränderungen der Gehirnfunktion gekennzeichnet ist, was mit epileptischen Anfällen einhergeht; manchmal Bewusstseinsverlust und gestörte Bewegungsabläufe

Epiphyse — epiphysis, griechisch „Zuwachs, Ansatz"; kleine, mediane, zapfenartige Ausstülpung des Zwischenhirndaches (Epithalamus), die zwischen den beiden Hirnhemisphären gelegen ist; die Epiphyse erhält Lichtinformation über eine komplexe neuronale Verbindung von den Augen; Epiphysenzellen produzieren tagesperiodisch (d.h. nur nachts bzw. bei Dunkelheit) das Hormon Melatonin

Ergotherapie — Überbegriff für Arbeits- und Beschäftigungstherapie

Erythrophobie — krankhafte Angst zu erröten

Euphorie — Zustand subjektiv gehobenen Wohlbefindens nach dem Genuss von Rauschmitteln, bei Psychosen und Gehirnerkrankungen

Exazerbation — Verschlimmerung oder Krankheitsrückfall

Existenzialisten — Gruppe von verschiedenen Psychotherapien, deren zentrales Ziel die Selbstverwirklichung ist, z. B. Gestalttherapie, Klientenzentrierte Gesprächstherapie

exogen — griechisch exo „außerhalb" + gennan „erzeugen"; Faktoren, die von außen auf den Körper bzw. die Psyche wirken

expansiv — sich ausdehnend

Exploration — diagnostische Erhebung des Kranken und seiner Krankheit

expressed Emotions	deutlich zum Ausdruck gebrachte Gefühle und Affekte
extrovertiert	nach außen hin offen
exzentrisch	überspannt, zu merkwürdigen Einfällen neigend, absonderlich, verstiegen
Fetischismus	Gebrauch toter Objekte als Stimuli für sexuelle Erregung und Befriedigung
Folie à deux	Symbiotischer Wahn, bezeichnet die relativ seltene, ganze oder teilweise Übernahme einer Wahnidee durch einen nahestehenden, primär nicht wahnkranken Partner, die gemeinsam gegen eine meist als feindlich empfundene Außenwelt verfolgt wird
formale Denkstörungen	Störungen des Denkablaufes
Fremdbeeinflussungs-erlebnisse	wahnhafte Überzeugung, dass die eigenen Gedanken, Wahrnehmungen und Handlungen von anderen Personen oder Mächten hervorgerufen und kontrolliert werden
Frotteurismus	sexuelle Erregung durch Reiben an einer anderen, unbekannten Person
Frustrationstoleranz	Fähigkeit, das Ausbleiben der Erfüllung von Wünschen oder von erwartetem Erfolg zu ertragen bzw. Bedürfnisaufschub auszuhalten
Fugue	plötzliches und unerwartetes Weggehen oder Verschwinden von zu Hause durch Annahme einer neuen Identität
Ganser-Syndrom	äußert sich vor allem in einem sinnlosen Vorbei-Reden oder Vorbei-Handeln bzw. grotesken Fehlhandlungen, in denen alles falsch gemacht wird
gastrointestinal	zum Magen und Darm gehörend
Gedankenabreißen	ein zunächst flüssiger Gedankengang wird plötzlich mitten im Satz abgebrochen oder es erfolgt ein Themenwechsel, ohne dass ein erkennbaren Grund vorliegt

Gedankenausbreitung	Gefühl, dass einem seine Gedanken nicht mehr alleine gehören und andere sie lesen oder mithören können
Gedankeneingebung	Gefühl, dass Gedanken von außen eingegeben, beeinflusst, gelenkt und gesteuert werden und nicht im eigenen Kopf entstehen
Gedankenentzug	Gefühl, dass die Gedanken von außen abgezogen bzw. weggenommen werden
Gegenübertragung	persönliche Gefühle, Einstellungen und Reaktionsmuster des Therapeuten gegenüber seinem Klienten
Generalisierte Angststörung	lang anhaltende Angst, die nicht auf bestimmte Objekte oder Situationen festgelegt ist
Gereiztheit	Bereitschaft zu aggressiv getönten affektiven Ausbrüchen
Geschäftsunfähigkeit	Ausschluss der freien Willensbestimmung aufgrund anhaltender krankhafter Störungen der Geistestätigkeit
Gestik	Gesamtheit der Ausdrucksbewegung des Körpers
Gilles-de-la-Tourette -Syndrom	eine Form der Ticstörung, die in der Kombination vokaler und multipler motorischer Tics besteht
Glaukomanfall	auch unter Grünem Star bekannte Augenerkrankung, die gekennzeichnet ist durch einen zeitweise oder dauernd erhöhten Augeninnendruck, der die Blutversorgung des Sehnerves behindert; zu den ersten Beschwerden gehören morgendliche starke Kopfschmerzen, oft mit Übelkeit und Erbrechen, anfallartige Sehstörungen mit schmerzenden Augen, Nebel- und Regenbogenfarbensehen; später kommt es durch die Schädigung des Sehnerves zu Gesichtsfeldausfällen, Minderung der Sehkraft und unbehandelt zur Erblindung; beim Glaukomanfall kommt es häufig innerhalb von wenigen Stunden zu heftigen Schmerzen, steinhartem, gerötetem Auge und starken Sehstörungen

Glukokortikoide	natürliche Hormone der Nebennierenrinde
Grübeln	unablässige Beschäftigung mit bestimmten, meist unangenehmen Gedanken
gustatorisch	den Geschmackssinn betreffend
Halbwertszeit	Zeitraum, in dem die Hälfte einer Substanz zerfällt
Halluzinationen	Wahrnehmungen ohne entsprechenden Sinnesreiz, die für real gehalten werden
Halluzinosen	Psychosen, bei denen Halluzinationen im Vordergrund stehen
Hebephrenie	Form der Schizophrenie bei Jugendlichen, bei der die Veränderungen im affektiven Bereich im Vordergrund stehen
heterogen	ungleichartig, uneinheitlich
histrionisch	neue Bezeichnung für hysterisch
Hoffnungslosigkeit	fehlende Zukunftsperspektive, Glaube an positiv verlaufende Zukunft ist abhanden gekommen bzw. vermindert
Homöostase	die Aufrechterhaltung des inneren Gleichgewichts in einem Organismus durch Selbstregulation; dies betrifft z. B. Körperfunktionen wie Blutdruck, Blutzusammensetzung und Körpertemperatur
Hospitalismus	psychische, körperliche und psychosoziale Folgen einer Langzeithospitalisierung im isolierenden Milieu von Krankenhäusern oder Heimen
Humanisten	Vertreter der Persönlichkeitspsychologie, die eine Erneuerung psychologischen Denkens im Geiste des Humanismus und Existenzialismus anstreben; betont wird (in Absetzung von Psychoanalyse und Behaviorismus) die Notwendigkeit der Selbstverwirklichung des Menschen als integrierte, labile, schöpferische Persönlichkeit
hyper-	Wortbestandteil mit der Bedeutung "über(mäßig), mehr als"

Hyperhidrosis	übermäßiges Schwitzen, häufig sind Handflächen und Fußsohlen sowie die Achselregion betroffen
Hyperkinese	pathologisch bedingter Anstieg der körperlichen Motorik und von Reizzuständen mit unwillkürlichen und unbeeinflussbaren Bewegungsabläufen
Hypersomnie	Schlafstörung mit Schlafanfällen und einem Zustand exzessiver Schläfrigkeit während des Tages
Hyposomnie	Schlaflosigkeit
hyperthym	optimistisch, heiter-oberflächlich, übermäßig aktiv bis an die Grenze der Hypomanie
Hypertonus	im weiteren Sinne eine erhöhte Spannung, z. B. der Muskulatur
Hyperthyreose	Schilddrüsenüberfunktion
hypo-	Wortbestandteil mit der Bedeutung „(dar)unter, weniger"
Hypochondrie	ängstlich getönte Beziehung zum eigenen Körper mit offensichtlich unbegründeter Befürchtung, körperlich krank zu sein oder krank zu werden
Hypomanie	abgeschwächte Form der Manie mit einer gehobenen Grundstimmung und gesteigertem Antrieb
Hysterie	psychisch bedingte körperliche Störungen im Sinne einer Konversionsneurose; als unerträglich empfundene seelische Belastungen führen wahrscheinlich bei entsprechender charakterlicher Veranlagung zu der für die Hysterie typischen Diskrepanz zwischen der unbewussten Selbstwahrnehmung und -darstellung eines Hysterikers und seinem eigentlichen Wesen; der Verlust bewusster Verhaltens- und Wahrnehmungskontrolle führt zu der Scheinlösung der hysterischen Neurose
ICD-10	ICD englisch „International Statistical Classification of Diseases and Related Health Problems";

	es handelt sich dabei um eine von der Weltgesundheitsorganisation (Abk.: WHO) erstellte Klassifikation von Krankheiten zum Zweck, die weltweite Erforschung von Morbidität und Mortalität mit einer international einheitlichen Systematik zu ermöglichen
Ich-Störungen	Störungen der Ich-Haftigkeit des Erlebens sowie Störungen der Ich-Umwelt-Grenze
Ideenflucht	viele Einfälle, die aber nicht zielgerichtet durchgeführt werden
idiographisch	das Einmalige betreffend
Illusion	Wahrnehmungstäuschung in Form einer Um- und Fehldeutung von Sinneseindrücken
Imagination	Einbildungskraft, Vorstellungsvermögen, anschauliches Denken
Imbezilität	mittelschwerer Intelligenzdefekt
Impulskontrolle	(willentliche) Beherrschung eines Wunsches oder Antriebes
Inkohärentes Denken	Formale Denkstörung, Sinnzusammenhang nicht mehr erkennbar
Insomnie	Schlafstörung in Bezug auf Dauer und Qualität
Insuffizienzgefühl	Gefühl, nichts wert, unfähig, untüchtig zu sein
Introspektion	Selbstbeobachtung
introvertiert	nach innen gekehrt, ein Mensch, der auf das eigene Seelenleben gerichtet ist
Kardinalsymptom	vorherrschendes Krankheitszeichen bzw. das Haupt- oder Leitsymptom einer bestimmten Erkrankung
Katalepsie	krankhafter Zustand, in dem aktiv oder passiv eingenommene Körperhaltungen übermäßig lange beibehalten werden
Katatonie	Störung der Willkürmotorik als Erregungszustand und Sperrungszustand
Kathathymie / katathym	Beeinflussung seelischer Inhalte durch affektive und gefühlsmäßige Einflüsse

Katharsis	griechisch „Reinigung"; die frühe Psychoanalyse versteht Katharsis als Abreaktion der krankheitsverursachenden Affekte
Klaustrophobie	Raumangst
Kleptomanie	zwanghaftes Stehlen
Koenästhesien	abstruse leibliche Empfindungen
Konditionierung	Erziehung zu bestimmten Verhaltensweisen
Konfabulationen	zum Ausfüllen von Gedächtnislücken erzählte Vorgänge und Erinnerungen
Konkordanz	die Übereinstimmung von Merkmalen, z.B. bei Zwillingen
Konstitution	die Gesamtheit der körperlichen, seelischen und geistigen Verfassung eines Menschen, wie sie sich in seinen Eigenschaften äußert, und der damit zusammenhängenden Reaktionsweisen
kontraindiziert	aufgrund bestimmter Umstände nicht anwendbar, z.B. Behandlungsverfahren und Heilmittel
Konversionsstörung	früher Hysterie, Sammelbegriff für motorische und sensorische Funktionsstörungen, die psychisch bedingt sind und bei denen keine organischen Krankheitsanzeichen vorliegen; häufigste Symptome sind Lähmungen, Anfälle oder Sensibilitätsstörungen
Konvulsion	Schüttelkrampf
Korsakow-Syndrom	schwere Gehirnschädigung durch Alkohol mit Amnesie, Desorientiertheit und Konfabulation
Krankheitsgewinn	allgemeine Bezeichnung für den Vorteil, den ein kranker Mensch davon hat, dass er krank ist; sobald ein Mensch die Rolle des Kranken einnimmt, kann er in der europäischen Kultur in der Regel davon ausgehen, von seinen Alltagspflichten entbunden zu werden und Anteilnahme und schonendes Verhalten seiner Umwelt zu erfahren
Kulturtechniken	Fähigkeiten, Fertigkeiten und Kenntnisse, die zur gesellschaftlichen und kulturellen Teilhabe

und zur Erhaltung einer Kultur notwendig sind; sie werden durch Erziehung, Unterricht und Sozialisation weitergegeben; zu den Kulturtechniken zählen Lesen, Schreiben, Rechnen, aber auch der Umgang mit neuen Medien (z.B. Computer, Internet), Telefonieren und Benutzung öffentlicher Verkehrsmittel

Kumulation   die Wirkungsverstärkung von biologisch aktiven Substanzen z.B. Medikamenten durch fortgesetzte Gaben und entsprechende Anreicherung im Körper

läppischer Affekt   albern; leere Heiterkeit mit dem Anstrich des Einfältigen, Törichten, Unreifen

larviert   Krankheitsbild, das sich so maskiert, dass es nicht als solches erkannt wird, z.B. larvierte Depression (körperliche Symptome stehen im Vordergrund)

latent   versteckte Eigenschaften betreffend; verborgen

Laxativa   Abführmittel

letal   zum Tode führend; Dosis oder Menge eines Giftes, die zum Tode führt

Lethargie   griechisch lethargia „Schlafsucht"; bezeichnet in der medizinischen Fachsprache eine Form der Bewusstseinsstörung, die mit Schläfrigkeit und einer Erhöhung der Reizschwelle einhergeht

Libido   der Begriff stammt aus der Psychoanalyse und bezeichnet die psychische Energie, die mit den sexuellen Trieben verbunden ist

Life event   psychologisch bedeutsames (günstiges oder ungünstiges) Lebenserlebnis

Logorrhö   übermäßiger Rededrang, verstärkter Redefluss

Lubrikation   das Feuchtwerden der Vagina in erregtem Zustand

Manie   Krankheitsbild, bei dem die Stimmung und der Antrieb über die Euphorie hinaus gesteigert sind; sie tritt im Rahmen von affektiven Psychosen auf

Manieriertheit, Manierismus   unnatürliches, unechtes, geziert-verschrobenes Ausdrucksgehabe in Gestik, Sprache und Mimik

manifestieren   sichtbar, offenbar werden

manisch   zur Manie gehörig

MAO-Hemmer   Substanzen, die ein Enzym, das MAO (Monoaminooxidase), in seiner Wirkung hemmen

Maßregelvollzug   Durchführung der in § 61- 72 Strafgesetzbuch vorgesehenen Maßregeln der Besserung und Sicherung, meist in einer forensisch-psychiatrischen Klinik

Medulla   lateinisch „Mark"; das innere Gewebe der Knochen (Knochenmark), das Nervengewebe zentralisierter Nervensysteme (Bauchmark oder Rückenmark) oder das im Gegensatz zur Rinde abweichend gebaute Innere von Organen (z. B. Nierenmark, Nebennierenmark) oder die fetthaltige isolierende Hülle der einzelnen Nervenfasern; auch Bezeichnung für das Nachhirn

Melagonie   Größenwahn

Melancholie   griechisch „schwarze Galle"; nach antiker Auffassung eine Gemütsverfassung, geprägt von Traurigkeit, Schmerz oder Nachdenklichkeit, die sowohl als charakteristisch für Genialität als auch für Krankheit im Sinne von Depression und Manie bestimmt wurde

Melatonin   Hormon der Zirbeldrüse; die Melatoninbiosynthese wird u.a. in Abhängigkeit von den Lichtverhältnissen gesteuert; bei Dunkelheit erfolgt eine erhöhte Melatoninsynthese, deshalb soll Melatonin eine entscheidende Rolle bei der Regulation des „biologischen Zeitsinns" haben

Membran   dünnes, gespanntes Häutchen

Menarche   erste Menstruation

Menopause   letzte Menstruation

Merkfähigkeitsstörung   Herabsetzung oder Aufhebung der Fähigkeit, sich frische Eindrücke über eine Zeit von ca. 10 Minuten hinaus zu merken

Milieugestaltung	Schaffung einer Umgebung, die sich möglichst wenig von den Gegebenheiten außerhalb der Klinik unterscheidet
Mimik	Mienen- und Gebärdenspiel des menschlichen Gesichts, als Ausdrucksmöglichkeit für psychische Zustände, Erlebnisse und Gedanken
Minussymptomatik	Negativsymptomatik; Symptome, die das Wegfallen ehemals vorhandener Eigenschaften bezeichnen; bei Schizophrenie z.B. sind das Affektverflachung, Alogie, Apathie/Abulie, Anhedonie, Aufmerksamkeitsstörung, Asozialität
Miosis	Pupillenverengung
mnestisch	mit dem Gedächtnis zusammenhängend
monopolar	ein-phasischer Verlauf; z.B. bei Depressionen ohne manische Phasen
Morbidität	Krankheitswahrscheinlichkeit eines Individuums bezogen auf eine bestimmte Population
multifaktoriell	von dem Zusammenwirken mehrerer Ursache und Wirkungsfaktoren ausgehend
Mutismus	andauerndes Schweigen trotz gesunder Sprechorgane
Mydriasis	Pupillenerweiterung
Myoklonien	plötzlich auftretende unwillkürliche, kurzdauernde Muskelkontraktionen
Nachtklinik	Form teilstationärer Behandlung, in der die Patienten in einer Klinik übernachten, tagsüber aber ihrer üblichen Beschäftigung nachgehen
Narkolepsie	zwanghafte Schlafanfälle
Negativismus	Befehlsautomatismus, der zu den Antriebsstörung zählt; auf eine Aufforderung wird das Gegenteil des Verlangten getan
Nekrophilie	sexuelle Erregung und Befriedigung durch Kontakt mit einem toten Körper
Neologismus	Neubildung eines Wortes, das in der Sprache nicht vorkommt und für den Zuhörer häufig unverständlich ist

Neurasthenie	griechisch „Nervenschwäche", neurastheni-sches Syndrom nervöse Übererregbarkeit und geringe nervliche Belastungsfähigkeit bei physiologisch gesundem Nervensystem
Neuron	Nervenzelle
Neuroleptika	antipsychotisch wirkende Psychopharmaka
Neurose	lebensgeschichtlich ableitbare, früh entstande-ne Störung aufgrund eines psychischen Konflikts
Neurotransmitter	Überträgerstoffe, die an den Nervenenden freigesetzt werden (z.B. Serotonin)
Nootropika	Arzneimittel, die die Hirnleistung (Altersde-menz) verbessern sollen
Nosologie	systematische Beschreibung und Lehre von den Krankheiten
Objektpermanenz	Bezeichnung für eine grundlegende Form des Denkens, dass Objekte (Dinge) auch dann noch weiter existieren, wenn sie aus dem Blickfeld verschwunden sind
Oligophrenie	angeborene oder in der frühen Kindheit erwor-bene schwere Intelligenzstörung
operante Konditionierung	Lernen am Erfolg oder an den Konsequenzen
organisches Psychosyndrom	psychische Veränderung aufgrund einer organischen Erkrankung des Gehirns oder des Körpers allgemein, z.B. Demenz und Halluzinose
Organismus	das Lebewesen als räumlich abgegrenztes Einzelwesen; der Organismus ist ein materielles System, das in ständigem Stoffaustausch mit seiner Umgebung steht und laufend die materiellen Bestandteile verändert und ersetzt
Orientierungsstörungen	Störung der Orientierungsfähigkeit unterschiedlicher Intensität in Bezug auf die eigene Person, die Zeit und/oder den Raum
Päderastie	sexueller Hang eines Mannes zu Knaben
Pädophilie	sexuelle Erregung und Befriedigung durch den Kontakt mit Kindern

Panikstörung	ohne sichtbaren Anlass entstehende ausgeprägte Angst mit ausgeprägten körperlichen Symptomen, tritt meist attackenweise auf
Paralyse	vollständige Lähmung und Beeinträchtigung der Muskelkraft
Paramimie	mimisches Verhalten und affektiver Erlebnisinhalt stimmen nicht überein
Paramnesien	Erinnerungsfälschung
paranoid	wahnhaft
Paraphilie	Störung der Sexualpräferenz
Parästhesien	das Auftreten von abnormen Empfindungen als Folge von Nerven- oder Durchblutungsstörungen; z.B. das Gefühl des Pelzigwerdens der Haut oder des Kribbelns
Parasuizid	nicht tödlicher Suizidverlauf, Suizidversuch
Parathymie	inadäquater Affekt – die Affekte des Kranken stimmen nicht mit dem Erlebten oder Geschilderten überein; z.B. ein Mann berichtet lächelnd, dass seine Mutter gestorben sei
Parasympathikus	Teil des vegetativen Nervensystems; der Parasympathikus wird auch als Erholungsnerv bezeichnet, da er den Körper auf Ruhe und Erholung einstimmt; er ist der Gegenspieler zum Sympathikus; weiterhin ist der Parasympathikus verantwortlich für „Aufbau" wie z.B. Verdauung und auch für Fortpflanzung
Pareidolien	Sinnestäuschung, bei der in tatsächlich vorhandene Gegenstände Nichtvorhandenes hineingesehen wird (z.B. Gesichter in Wolken)
Parese	unvollständige und leichte Form einer Lähmung des aktiven Bewegungsumfanges
Paroxysmus	Anfall, höchste Steigerung von Krankheitserscheinungen
Pathogenese	beschreibt Entstehung und Entwicklung einer Krankheit mit allen daran beteiligten Faktoren
Pathologie	Lehre von den abnormen und krankhaften Vorgängen und Zuständen im Körper

pathologisch	krankhaft
Pavor nocturnus	Nachtschreck; plötzliches Erwachen mit starker Furcht und Panik, heftigem Schreien sowie starker vegetativer Erregung
Penetration	das Eindringen des männlichen Glieds in die weibliche Scheide
peripher	am Rand befindlich; an der Peripherie liegend
perniziös	bösartig; besonders im medizinischen Sprachgebrauch
Perseveration	Haften an gleichen Denkinhalten oder Worten
Persönlichkeitsstörung	Personen mit Persönlichkeitsstörungen zeigen anhaltende und kaum veränderliche Verhaltensmuster, die starre Reaktionen auf unterschiedliche Lebenslagen bewirken. Sie unterscheiden sich von der Mehrheit der Bevölkerung durch deutliche Abweichungen im Bereich Wahrnehmung, Denken, Fühlen und in Beziehungen zu anderen. Eine Persönlichkeitsstörung liegt nur vor, wenn ausreichend viele dieser Merkmale zutreffen und die Störung dauerhaft besteht. Eine Persönlichkeitsstörung beginnt bereits im Kindesalter oder in der Pubertät und dauert bis ins Erwachsenenalter an.
Pessimismus	Schwarzseherei, Lebensunlust
Phänomen	ein Phänomen bezeichnet allgemein eine Erscheinung, oft in Form eines immer wieder auftretenden Verhaltens (z.B. physikalisches Phänomen) oder eines Naturschauspiels (z.B. Wetterphänomen)
Phenylketonurie	Stoffwechselerkrankung, die beim normalen Neugeborenenscreening erkannt werden kann
Phobie	Angst vor einem bestimmten Objekt oder einer bestimmten Situation
Physiognomie	äußere Erscheinung des Menschen, speziell dessen charakteristische Gesichtszüge
Physiologie	Wissenschaft von den Lebensvorgängen, die sich mit den physikalischen, biochemischen

und informationsverarbeitenden Funktionen von Lebewesen beschäftigt

Placebo — ein in seinen äußerlich feststellbaren Eigenschaften einem echten Arzneimittel gleiches Präparat (Placebopräparat), das aber dessen eigentliche Wirkstoffe nicht enthält; seine Verabreichung (Placeboversuch) dient der Unterscheidung zwischen der subjektiven, psychisch-suggestiv und der objektiven, pharmakodynamisch bedingten Wirksamkeit des betreffenden Arzneimittels

Plussymptomatik — Positivsymptomatik

Poltern — Störung des Redeflusses, die charakterisiert ist durch eine schnelle, unregelmäßige Sprechgeschwindigkeit, Unflüssigkeiten, phonologische Fehler und Aufmerksamkeitsprobleme

Polyneuropathie — Nervenschädigung

Polytoxikomanie — Mehrfachabhängigkeit von Suchtstoffen

Positivsymptomatik — zusätzliches, krankhaftes Erleben im Vergleich zum Gesunden, z.B. Wahn und Halluzinationen bei Schizophrenie

posttraumatisch — im Anschluss an ein seelisches oder körperliches Trauma auftretend

praecox — vorzeitig, verfrüht

prävalent — vorherrschend, überwiegend, überlegen

Prävalenz — Krankheitshäufigkeit

primärer Krankheitsgewinn — innerer Vorteil, der aus neurotischen Symptomen bzw. Krankheiten gezogen werden kann

Primärversorgung — Erstversorgung

Prodrom — uncharakteristische Symptome vor dem eigentlichen Krankheitsbeginn

Prodromalphase — präpsychotische Basisstadien

progressiv — fortschrittlich, stufenweise fortschreitend

Progredienz — Fortschreiten einer Krankheit, Verschlechterung des Gesundheitszustands

Projektion	Abwehrmechanismus, Übertragung eigener Konflikte und Wünsche auf andere Personen zur Angstverringerung
Pseudodemenz	die Pseudodemenz erweckt den Anschein einer Gedächtnisstörung, aber bei näherer Untersuchung stellt man eher Unkonzentriertheit oder Desinteresse für die Umgebung fest, sodass keine neue Informationen aufgenommen und gespeichert werden
Pseudohalluzinationen	die Trugwahrnehmung wird hier im Gegensatz zu Halluzinationen als unwirklich erkannt
Psychiatrie	medizinische Teildisziplin, die sich mit der Erkennung und Behandlung seelischer Erkrankungen befasst
Psychoanalyse	der Begriff „Psychoanalyse" steht sowohl für das auf Freuds Einsichten in die Psychodynamik des Unbewussten gegründete Beschreibungs- und Erklärungsmodell der menschlichen Psyche, als auch für die psychoanalytischen Therapien, sowie für die psychoanalytische Methodik, die sich mit der Untersuchung kultureller Phänomene beschäftigt
Psychologie	Wissenschaft zur Beschreibung, Erklärung und Vorhersage des Erlebens und Verhaltens des Menschen
Psychomotorik	durch psychische Vorgänge beeinflusste Motorik, z.B. Zittern der Stimme oder Unsicherheit beim Gehen
Psychopath	ein Mensch, der an einer Psychose oder Neurose leidet; Begriff, der nicht mehr verwand wird, da er eine gesellschaftliche Wertung darstellt
Psychose	psychische Störung mit grundlegendem Wandel des eigenen und Erleben der Außenwelt
psychotrop	bewusstseinsverändernd, auf die Psyche wirkend
Rapport	gefühlsmäßiger und/oder verbaler Kontakt zwischen Therapeut und Patienten

Raptus	plötzlicher, aus der Ruhe auftretender Erregungszustand mit aggressiven Durchbrüchen bei psychischen Störungen
Rationalisierung	Abwehrmechanismus, der im nachträglichen Begründen von unbewusst motivierten Handlungen besteht
Ratlosigkeit	der Patient findet sich stimmungsmäßig nicht zurecht und begreift seine Situation, Umgebung oder Zukunft kaum oder nicht mehr
Regression	Abwehrmechanismus, der im Rückzug auf frühere Entwicklungsstufe mit weniger komplexen und anspruchsvollen Handlungen besteht
Reiz	Zufuhr oder Wegnahme von Energie, die eine Reaktion des Organismus auslösen kann; ob der Reiz eine Reaktion auslöst, hängt davon ab, ob ein bestimmter Schwellenwert (Reizschwelle) überschritten wird
Reflex	Reaktion auf einen Reiz
Refraktärphase	Ruhezeit von Muskel- und Nervenfasern unmittelbar nach Ablauf einer Erregungsphase
Regression	ein Abwehrmechanismus, bei dem auf frühere psychische Entwicklungsstufen zurückgegriffen wird
Residualzustand	Bestehenbleiben von meist uncharakteristischen Symptomen nach Ablauf einer akuten psychischen Erkrankung
Restless-legs-Syndrom	unangenehme und quälende Missempfindungen in den Beinen; ziehende und reißende Schmerzen; dadurch kaum oder gar nicht zu unterdrückender Drang, die Beine zu bewegen
retardiert	zeitlich verzögert, zurückgeblieben
retrograde Amnesie	Gedächtnisverlust für den Zeitraum vor Eintreten des schädigenden Ereignisses
Rezeptor	Sinneszellen als Rezeptoren kann man grob mit einem biologischen Sensor vergleichen. Der Rezeptor ist das erste Glied unserer Sinne. Jeder Rezeptor ist auf einen speziellen Reiz ausgelegt und wandelt diesen Reiz proportional zu

	der Reizstärke in ein Rezeptorpotenzial und leitet diesen ab einer gewissen Schwelle als Aktionspotenzial an das ZNS weiter.
Rezidiv	Rückfall einer Krankheit, einer psychischen Störung oder derer Symptome nach einer Behandlung, die zeitweilig erfolgreich war
Rhinorrhö	wässrige Absonderung aus der Nase
Sadismus	(sexuelle) Lust oder Befriedigung durch das Demütigen anderer Menschen
schizoid	schizophrenie-artig
Schizophrenie	manchmal als gespaltene Persönlichkeit bezeichnet, Oberbegriff für verschiedene Formen einer schweren psychischen Erkrankung, die mit Veränderungen des Denkens, Fühlens und Verhaltens einhergeht; ein Hauptmerkmal dieser Störung ist ein tief greifender Realitätsverlust; die Gedanken und Gefühle des Schizophrenen weisen keinen logischen Zusammenhang auf
Schizothymie	Schizophrenie ähnliche Temperamentsform; durch Kühle, Empfindlichkeit, Sprunghaftigkeit im Denken und Fühlen gekennzeichnet
Schlafapnoe	gehäuft auftretende, länger als 10 Sekunden andauernde Atemstillstände während des Schlafes
Schuldunfähigkeit	Unfähigkeit, aufgrund bestimmter Erkrankungen das Unrecht einer Tat einzusehen oder nach dieser Einsicht zu handeln
sekundärer Krankheitsgewinn	äußerer Vorteil, der aus bereits bestehenden psychopathologischen Syndromen gezogen werden kann
Sedativa	Beruhigungsmittel
Senium	Greisenalter; der Beginn ist individuell unterschiedlich, meist aber zwischen dem 60. und 80. Lebensjahr und ist gekennzeichnet durch charakteristische körperliche und geistige Veränderungen

Serotonin	wichtiges Regulationshormon im Gehirn, aber auch bei der Steuerung der Bauchorgane z.B. des Darmes spielt es eine Rolle
Skoliose	Fehlstellung der Wirbelsäule, die durch deren seitliche Verbiegung gekennzeichnet ist
Simulation	Vortäuschen von Symptomen oder Störungen
Sodomie	sexuelle Erregung und Befriedigung durch den Kontakt mit Tieren
Somatisierung	Umwandlung seelischer Konflikte in körperliche Erkrankungen
somatoform	körperliche Beschwerden ohne hinreichenden organischen Befund
Somnambulismus	Schlafwandeln
Somnolenz	Form der Bewusstseinsverminderung, Patient ist schläfrig, aber leicht weckbar
Sopor	Form der Bewusstseinsverminderung, Patient schläft, ist nur durch starke Reize weckbar
Soziale Phobie	anhaltende Angst vor Situationen, bei denen der Patient im Mittelpunkt der Aufmerksamkeit steht
Sozialpsychiatrischer Dienst	von den öffentlichen Gesundheitsverwaltungen und von freien Wohlfahrtsverbänden getragene Einrichtungen zur ambulanten psychiatrischen Betreuung, Beratung, Vor- und Nachsorge
Stereotypie	Verhaltensanomalie in Form wiederholter Handlungen, die der konkreten Umweltsituation nicht entsprechen und vielfach zwanghaften Charakter tragen
Stimulus	im psychologischen Sinn jeder Reiz, der ein Verhalten auslöst
Stupor	motorische Bewegungslosigkeit
Sublimierung	Begriff aus der Psychoanalyse nach Sigmund Freud, der eine Umwandlung sexueller Triebenergie (Libido) in eine geistige Leistung oder kulturell anerkannte Verhaltensweisen in Bereichen wie Kultur, Religion oder Wissenschaften bezeichnet

Suggestion	Beeinflussung des Denkens, Fühlens, Wollens oder Handelns eines Menschen unter Umgehung seiner rationalen Persönlichkeitsanteile
Suizid	Selbsttötung
Suizidversuch	absichtliche Selbstschädigung mit dem Ziel des tödlichen Ausgangs
sukzessiv	allmählich eintretend, nach und nach
Symbiose	enge Form von Vergesellschaftung zwischen zwei artverschiedenen Organismen, die für beide Partner (Symbionten) nützlich und notwendig ist und zu einem gesetzmäßigen dauernden Zusammenleben (Lebensgemeinschaft) führt
Synapse	spezialisierter Bereich zur Erregungsübertragung zwischen Nervenzellen oder zwischen einer Nervenzelle und einer Sinnes-, Muskel- oder Drüsenzelle
Syndrom	griechisch, syndrome „Anhäufung, das Zusammenlaufen"; Symptomkomplex; Krankheitsbild, das sich aus dem Zusammentreffen verschiedener (für sich allein nicht charakteristischer) Symptome ergibt
Tachykardie	erhöhte Herz- und Pulsfrequenz
Tagesklinik	Bezeichnung für teilstationäre Einrichtungen, bei der die Patienten tagsüber in der Klinik behandelt werden und die Nacht und Wochenenden in der gewohnten Umgebung verbringen
Testierfähigkeit	Fähigkeit, rechtsgültig ein Testament abzufassen
Tic	unwillkürliche, unregelmäßige, plötzliche, schnelle, einschießende und wiederkehrende muskuläre Aktionen oder Lautäußerungen
Tranquilizer	Beruhigungsmittel
Transsexualität	Geschlechtsidentitätsstörung mit dem dauerhaften Wunsch, das Geschlecht zu wechseln
Transvestismus	Neigung zum Tragen der Bekleidung des anderen Geschlechts, unabhängig von der sexuellen Orientierung

Trauma	Erlebnis, das der Betroffene nicht adäquat verarbeiten kann; „seelischer Schock"
Tremor	niederfrequentes Zittern der Gliedmaßen
Trichotillomanie	komplexe Impulsstörung, bei der sich die Betroffenen die eigenen Haare ausreißen
Übertragung	Patient richtet die eigenen Gefühle, Erwartungen oder Wünsche auf den Therapeuten
umständliches Denken	im Denkablauf wird Wesentliches nicht vom Unwesentlichen getrennt, im Denkablauf geht die Hauptsache in der Schilderung von Nebensächlichkeiten unter
Verarmungswahn	wahnhafte Überzeugung, in absehbarer Zeit in Armut zu stürzen
Verdrängung	unbewusste Unterdrückung eines Triebbedürfnisses bzw. Abdrängung ins Unbewusste
Verfolgungswahn	wahnhafte Überzeugung verfolgt zu werden
Verkennung	Illusion
Vigilanz	Zustand andauernder Aufmerksamkeit
Vorbeireden	der Betroffene geht nicht auf Fragen ein und bringt inhaltlich etwas ganz anderes hervor, obwohl ersichtlich ist, dass die Frage verstanden wurde
Vulnerabilität	individuelle Verletzbarkeit für das Auftreten psychischer Störungen
Wahn	eine inhaltlich falsche, krankhaft entstandene, die Lebensführung beeinträchtigende Überzeugung, unkorrigierbar und muss nicht bewiesen werden, trotz Unvereinbarkeit mit der objektiven Realität
Wahneinfall	plötzliche wahnhafte Überzeugung
Wahnidee	Wahngedanke, Wahnvorstellung; hiermit wird die Vorstellungswelt des Betroffenen bezeichnet
Wahnwahrnehmung	Fehlinterpretation einer realen Sinneswahrnehmung, die als Wahnthema dient; z.B. „Als

der Arzt beim Abschied mit dem Kopf nickte, hieß das, dass ich Krebs habe."

Wahnstimmung

es besteht das unbestimmte Gefühl, dass irgendetwas los sei

Widerstand

Vermeidungsverhalten, das es laut psychoanalytischer Therapie verhindert, unbewusste Konflikte aufzudecken

Wissenschaftlicher Beirat Psychotherapie

der Wissenschaftliche Beirat Psychotherapie (WBP) ist ein Gutachtergremium zur Feststellung der wissenschaftlichen Anerkennung von Psychotherapieverfahren auf Grundlage des § 11 Psychotherapeutengesetz (PsychThG).

Zellkern

als Zellkern (lat. Nucleus) bezeichnet man einen im Zell- oder Cytoplasma gelegenen, meist rundlich geformten Bestandteil der Zelle. Vom Zellplasma ist er durch eine Doppelmembran, die Kernhülle, abgegrenzt. In ihm liegt das Erbgut der Zelle in Form von Desoxyribonukleinsäure (DNA) vor. Der Zellkern kann als Steuerzentrum der Zelle verstanden werden.

zerebral

zum Gehirn gehörig

zirkadian

lateinisch circa = um, gegen + dies = Tag: eine 24-Stunden-Periodik aufweisend, tagesrhythmisch

ZNS

Abkürzung für Zentrales Nervensystem

Zwang

Gedanken oder Handlungen, die sich stereotyp und wiederholt aufdrängen und die der Betroffene als sinnlos erlebt; sie können nicht verhindert werden, da sich sonst eine massive innere Anspannung bildet oder Angst erlebt wird

Zwangsgedanken

Gedanken, die sich zwanghaft, gegen den Willen aufdrängen .

Zwangshandlung

zwanghaft ausgeführte Handlungen, die in der Regel in gleicher Art und Weise ausgeführt werden, obwohl diese Handlungen als sinnlos empfunden werden

Zwangsimpulse

Handlungsimpulse, die gegen den eigenen Willen auftreten

Zwei-Zügel-Therapie   gleichzeitige Behandlung mit Neuroleptika und Antidepressiva

Zyklothymien   alte Bezeichnung für manisch-depressive Erkrankungen

Schlagwortregister

Schlagwortregister